# Vorwort

Wer sich entschlossen hat, Medizin zu studieren oder Heilpraktiker zu werden, muss ein enormes Lernpensum bewältigen. Auch die Infektionskrankheiten mit ihrer Symptomatik und die juristischen Grundlagen des Infektionsschutzgesetzes sind prüfungsrelevant und sollten, will man die Prüfung bestehen, intensiv gelernt werden. Doch beide Themen stehen oft ganz unten auf der Beliebtheitsskala der zu paukenden Themen. Mit diesem Kartenset wollen wir Ihnen zu einem spannenden und freudigen Umgang mit diesen Themen verhelfen. Das Kartenset können Sie als Lernkarten nutzen oder spielerisch als Quartett einsetzen und zu zweit oder mehreren Ihr Wissen vertiefen und prüfen.

Dieses Lernkartenset besteht aus zwei Teilen:

- 64 Karten zu den wichtigen Infektionskrankheiten: Diese sind in 16 Gruppen zu 4 Karten unterteilt. Die Karten eignen sich zum Lernen und Quartettspielen.
- 44 Karten zum Infektionsschutzgesetz (IfSG), zu weiteren Gesetzen, die Heilpraktiker betreffen, und zu den Grundlagen der allgemeinen Infektiologie. Diese Karten sind zum Lernen geeignet, können aber auch als Quartett gespielt werden.

Die Karten beschränken sich auf die unserer Meinung nach wichtigsten Inhalte und erheben keinen Anspruch auf Vollständigkeit. Die Lernenden sollten sich mit allen Inhalten auch mit Hilfe eines ausführlichen Lehrbuchs vertraut machen.

In der 5. Auflage haben wir 4 neue Karten zu den Änderungen durch die Coronapandemie erstellt. Eine Karte zur Erkrankung selbst, eine zu den verschiedenen Impfstofftypen, die durch Corona Beachtung gefunden haben, sowie zwei Karten zu den Änderungen des Infektionsschutzgesetzes im Rahmen der Corona-Epidemie. Im Herbst 2022 zur Zeit des Redaktionsschlusses für diese Auflage waren weitere Änderungen in der Zukunft zu erwarten.

Die Bestimmungen zur Impfpflicht bzgl. Masern gemäß Masernschutzgesetz wurden eingearbeitet.

Epidemiologische Angaben zu den Erkrankungen basieren auf dem „Infektionsepidemiologischen Jahrbuch meldepflichtiger Krankheiten für 2017", herausgegeben vom Robert-Koch-Institut.

Wir wünschen viel Erfolg und Spaß beim Lernen.

Florian Wittpahl und Reinhard Hamann
Hamburg im Januar 2023

# Autoren

## Florian Wittpahl

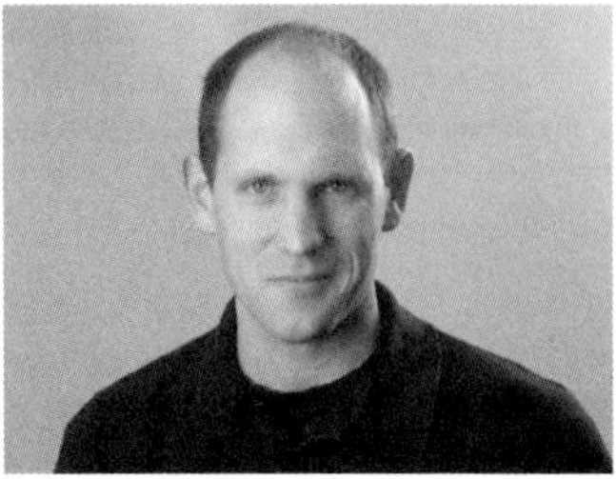

Rettungsassistent und Heilpraktiker

1993–1996 Tätigkeit als Rettungssanitäter mit Einsatz auf Rettungs- und Notarztwagen
1994–1997 Dozent an der ASB-Rettungsdienstfachschule in Hamburg
Seit 1998 Heilpraktiker
Gründer und Leiter der Grünen Schule, Hamburger Akademie für Naturheilkunde
www.hafn.de, info@hafn.de

## Reinhard Hamann

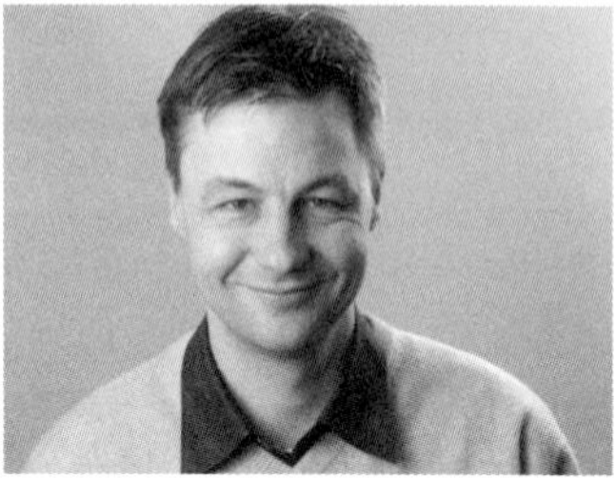

Dipl. Mathematiker und Heilpraktiker, Sachverständiger für Baubiologie

1998–2004 Heilpraktiker in eigener Praxis
Seit 2004 Schwerpunkt baubiologische Messtechnik
Dozent für Hämatologie und baubiologische Messtechnik
www.die-baubiologen-hamburg.de,
info@reinhard-hamann.de

# Informationen zum Aufbau der Karten

## Infektionskrankheiten

- Auf der Vorderseite der Karte sind im oberen Drittel angegeben: die Klassifikation der Erkrankung, eine charakteristische Abbildung und eine Weltkarte, die das Verbreitungsgebiet der Erkrankung wiedergibt. Es folgen Kästen mit folgenden Inhalten: Definition der Erkrankung, Vorkommen im IfSG, Informationen zum Erreger und dessen Nachweis, zur Übertragung und Inkubationszeit (die Inkubationszeiten wurden zum besseren Lernen in fünf Gruppen eingeteilt: Stunden, Tage, Wochen, Monate und Jahre), zur Immunität und zu Impfungsmöglichkeiten.
- Auf der Rückseite werden in den jeweiligen Kästen wichtige Symptome sowie der Erkrankungsverlauf bzw. verschiedene Formen der Erkrankung, Komplikationen und Behandlungsmöglichkeiten genannt. Zudem geben Lernhinweise wichtige prüfungsrelevante Zusammenhänge wieder.

## Infektionsschutzgesetz (IfSG) und Gesetzeskunde

- Auf der Kartevorderseite sind die „Keynotes" zum Thema aufgeführt. Ein Kasten fasst die Hauptaussagen des Gesetzestextes zusammen, ein weiterer weist auf dessen Besonderheiten hin und führt Lernhilfen sowie Anmerkungen auf.
- Auf der Rückseite sind die Gesetzestexte im Wortlaut oder sinngemäß mit den wichtigsten Informationen wiedergegeben.

## Allgemeine Infektionslehre und Hygiene

- Die Vorderseite beinhaltet eine Abbildung sowie Kästen mit Lernhilfen und Anmerkungen sowie Besonderheiten.
- Auf der Rückseite wird alles Wichtige zum Kartenthema stichpunktartig zusammengefasst.

# Hinweise zum Umgang mit den Karten

Um beim eigenen Lernen oder gemeinsamen Abfragen ein besseres Verständnis über das Wissensgebiet zu erlangen, hat es sich bewährt, die Karten nach bestimmten Kriterien zu sortieren:

- Sei es nach den §§ des IfSG (z. B. Meldepflicht nach § 6 oder § 7), nach Erregerarten (z. B. Viren, Bakterien), Fiebertypen oder Inkubationszeit.
- Zusätzlich können die so gruppierten Karten alphabetisch sortiert werden; dies ist v. a. bei den meldepflichtigen Krankheiten zu empfehlen.

Es kann hilfreich sein, die Themen der Karten nicht auf einmal zu lernen, sondern in thematischen Gruppen durchzugehen.

In fast jeder schriftlichen Überprüfung und auch in den mündlichen Überprüfungen wird nach dem IfSG gefragt. Nachfolgend finden Sie eine Übersicht der unserer Erfahrung nach am häufigsten nachgefragten Themen:

- Erkrankungen nach § 6
- Erkrankungen bzw. Erreger nach § 7
- Erkrankungen mit Diarrhö
- Erkrankungen mit hohem Fieber
- Fiebertypen
- Erkrankungen mit Lymphknotenschwellung
- Erkrankungen mit Milzschwellung

Lerntipp zu den relevanten Paragrafen des IfSG: Es reicht meist aus, sich jeweils nur zu merken, ob eine Krankheit in § 6, § 7 oder in § 34 erwähnt ist oder ob sie sexuell übertragbar ist.

- Für alle Krankheiten in § 6 gilt automatisch § 8 und ihre Erreger sind auch in § 7 genannt.
- Für die Krankheiten aus § 6, durch in § 7 genannte Erreger, aus § 34 sowie sexuell übertragbare Krankheiten gilt *immer* § 24.

# Spielanleitung Quartett

Gespielt werden kann ab zwei Spielern. Ziel ist es, Gruppen mit gleichen Buchstaben zu sammeln. Es kann mit den Erkrankungen (Buchstaben A–P) oder mit den Gesetzen und der allgemeinen Infektionslehre (Buchstaben Q–Z) gespielt werden.

- Die Karten werden gut gemischt.
- Jeder Spieler erhält acht Karten, die übrigen werden auf einen Haufen in die Mitte gelegt und mit einem Papier o. ä. abgedeckt.
- Der erste Spieler fragt in die Runde, ob ein anderer eine bestimmte Karte besitzt. Man darf dabei nur nach den Karten fragen, aus deren Quartett man eine Karte hat.
- Ist dies der Fall, darf der gefragte Spieler eine Frage zu dieser Karte stellen. Wird diese von Spieler 1 richtig beantwortet, erhält dieser die Karte und darf nach einer weiteren Karte fragen. Beantwortet er die Frage falsch, nimmt er eine Karte vom Stapel und der gefragte Spieler behält seine Karte.
- Danach stellt der zweite Spieler seine Fragen und so weiter.
- Hat ein Spieler ein komplettes Quartett, wird dieses abgelegt.
- Gewonnen hat der Spieler mit den meisten Quartetten.

Anmerkungen:

- Als richtig gelten inhaltlich korrekte Antworten, nicht unbedingt der genaue Wortlaut.
- Bei „Erstlernern" empfiehlt es sich, am Anfang nur Fragen aus bestimmten Kategorien zuzulassen.

Eine weitere Spielvariante könnte sein: Bei Ablage eines Quartetts müssen die vier Erkrankungen noch einmal in den wichtigsten Punkten zusammengefasst werden. Zu Beginn der Lernphase können diese evtl. abgelesen, später müssen sie auswendig vorgetragen werden.

# Abkürzungsverzeichnis

**AK** Antikörper
**bes.** besonders
**BGB** Bürgerliches Gesetzbuch
**d.F.** der Fälle
**DD** Differenzialdiagnose
**E. coli** Escheria coli
**Err.-Nw** Erregernachweis
**Err.-res** Erregerreservoir
**Err.-typ** Erregertyp
**evtl.** eventuell
**i.d.R.** in der Regel
**IZ** Inkubationszeit
**LK** Lymphknoten
**PNS** peripheres Nervensystem
**RKI** Robert-Koch-Institut
**STIKO** Ständige Impfkommission
**Syn.** Synonyma
**u.a.** und andere
**Ü/EB** Übelkeit/Erbrechen
**ÜW** Übertragungsweg
**u.U.** unter Umständen
**V.a.** Verdacht auf
**v.a.** vor allem
**z.T.** zum Teil
**ZNS** zentrales Nervensystem

# Fehler gefunden?

An unsere Inhalte haben wir sehr hohe Ansprüche. Trotz aller Sorgfalt kann es jedoch passieren, dass sich ein Fehler einschleicht oder fachlich-inhaltliche Aktualisierungen notwendig geworden sind. Sobald ein relevanter Fehler entdeckt wird, stellen wir eine Korrektur zur Verfügung. Mit diesem QR-Code gelingt der schnelle Zugriff.

https://else4.de/978-3-437-55014-0

Wir sind dankbar für jeden Hinweis, der uns hilft, dieses Werk zu verbessern. Bitte richten Sie Ihre Anregungen, Lob und Kritik an folgende E-Mail-Adresse: kundendienst@elsevier.com

# Begriffsbestimmungen gemäß IfSG

**Krankheitserreger**
Ist ein vermehrungsfähiges Agens (Virus, Bakterium, Pilz, Parasit) oder ein sonstiges biologisches übertragbares Agens, das bei Menschen eine Infektion oder übertragbare Krankheit verursachen kann.

**Infektion**
Ist die Aufnahme eines Krankheitserregers und seine nachfolgende Entwicklung oder Vermehrung im menschlichen Organismus.

**Übertragbare Krankheit**
Ist eine durch Krankheitserreger oder deren toxische Produkte, die unmittelbar oder mittelbar auf den Menschen übertragen werden, verursachte Krankheit.

**Bedrohliche übertragbare Krankheit**
Ist eine übertragbare Krankheit, die auf Grund klinisch schwerer Verlaufsformen oder ihrer Ausbreitungsweise eine schwerwiegende Gefahr für die Allgemeinheit verursachen kann.

**Kranker**
Ist eine Person, die an einer übertragbaren Krankheit erkrankt ist.

**Krankheitsverdächtiger**
Ist eine Person, bei der Symptome bestehen, die das Vorliegen einer bestimmten übertragbaren Krankheit vermuten lassen.

**Ausscheider**
Ist eine Person, die Krankheitserreger ausscheidet und dadurch eine Ansteckungsquelle für die Allgemeinheit sein kann, ohne krank oder krankheitsverdächtig zu sein.

**Ansteckungsverdächtiger**
Ist eine Person, von der anzunehmen ist, dass sie Krankheitserreger aufgenommen hat, ohne krank, krankheitsverdächtig oder Ausscheider zu sein.

**Nosokomiale Infektion**
Ist eine Infektion mit Mikroorganismen bzw. deren Toxinen, die im zeitlichen Zusammenhang mit einer stationären oder einer ambulanten medizinischen Maßnahme steht, soweit die Infektion nicht bereits vorher bestand.

**Impfschaden**
Ein Impfschaden ist die gesundheitliche und wirtschaftliche Folge einer über das übliche Ausmaß einer Impfreaktion hinausgehenden gesundheitlichen Schädigung durch die Schutzimpfung. Ein Impfschaden liegt auch vor, wenn mit vermehrungsfähigen Erregern geimpft wurde und eine andere als die geimpfte Person geschädigt wurde.

**Gesundheitsschädling**
Ist ein Tier, durch das Krankheitserreger auf Menschen übertragen werden können (z. B. Zecken, Flöhe, Läuse, Fliegen).

# Infektionsschutzgesetz

Das Infektionsschutzgesetz wurde im Laufe der Coronapandemie in den Jahren 2019–2022 mehrfach angepasst. Weitere Änderungen sind möglich. Daher informieren Sie sich bitte immer wieder über aktuelle Änderungen. Die aktuelle Fassung finden Sie über https://www.gesetze-im-internet.de/ifsg/

# Lernkartenübersicht

## A Klassische Geschlechtskrankheiten

A1 Syphilis (Lues)
A2 Ulcus molle
A3 Lymphogranuloma inguinale
A4 Gonorrhö

## B Kinderkrankheiten 1

B1 Masern
B2 Windpocken
B3 Röteln
B4 Mumps

## C Kinderkrankheiten 2

C1 Ringelröteln
C2 Scharlach
C3 HiB-Erkrankungen
C4 Keuchhusten

## D Tropische Magen-Darm-Erkrankungen

D1 Cholera
D2 Typhus, Paratyphus
D3 Amöbenruhr
D4 Shigellenruhr

## E Heimische Magen-Darm-Erkrankungen

E1 Infektiöse Gastroenteritis
E2 Hämolytisch-urämisches Syndrom
E3 Salmonellose
E4 Echinokokkose

## F Fiebererkrankungen

F1 Malaria
F2 Fleckfieber
F3 Virusbedingtes hämorrhagisches Fieber (VHF)
F4 Gelbfieber

## G Enzephalopathien

G1 FSME
G2 Humane spongiforme Enzephalopathien (HSE)
G3 Meningitis, Enzephalitis
G4 Lyme-Borreliose

## H Erkrankungen mit Lähmungen, Krämpfen

H1 Botulismus
H2 Tetanus
H3 Tollwut
H4 Poliomyelitis

## I Atemwegserkrankungen

I1 Diphtherie
I2 Q-Fieber
I3 Legionärskrankheit
I4 Ornithose

## J Bakterielle Hauterkrankungen

J1 Erysipel
J2 Lepra
J3 Milzbrand
J4 Impetigo contagiosa

## K Hauterkrankungen

K1 Herpes simplex
K2 Herpes zoster
K3 Pocken
K4 Katzenkratzkrankheit

## L Systemische bakterielle Erkrankungen 1

L1 Listeriose
L2 Tuberkulose
L3 Tularämie
L4 Leptospirose

## M Systemische bakterielle Erkrankungen 2

M1 Pest
M2 Puerperalsepsis
M3 Rückfallfieber
M4 Brucellose

## N Systemische virale Erkrankungen

N1 AIDS
N2 Influenza
N3 Mononukleose
N4 Zytomegalie

# Abbildungsverzeichnis

| | |
|---|---|
| **A300** | Satzbüro |
| **E315** | Murray PR et al.: Medical Microbiology. 5. Aufl. Elsevier/Oxford, 2005 |
| **E321** | Cohen J et al.: Infectious Diseases. 3. Aufl. Elsevier/Mosby, 2010 |
| **E325** | Kumar P, Clark ML: Kumar and Clark's Clinical Medicine. 7. Aufl. Elsevier/Saunders, 2009 |
| **E355** | Goldman L, Ausiello DA.: Cecil Medicine. 23. Aufl. Elsevier/Saunders, 2007 |
| **E385** | Habif TP: Clinical Dermatology – A Color Guide to Diagnosis and Therapy. 5. Aufl. Elsevier/Mosby, 2009 |
| **E393** | Adam A et al.: Grainger & Allison's Diagnostic Radiology. 5. Aufl. Churchill Livingstone, 2008 |
| **E478** | Bolognia J, Jorizzo J, Rapini R. Dermatology. 2. Aufl. Elsevier/Mosby, 2008 |
| **E501** | Bonewit-West K.: Clinical Procedures for Medical Assistants. 7. Aufl. Elsevier/ Saunders, 2008 |
| **E564** | Henry MC, Stapleton ER: EMT Prehospital Care. 4. Aufl. Elsevier/Mosby, 2009 |
| **E568** | Hansell DM.: Imaging of Diseases of the Chest. 4. Aufl. Elsevier/Mosby, 2004 |
| **E673** | Mahon CR et al.: Textbook of Diagnostic Microbiology. 4. Aufl. Elsevier/Saunders, 2010 |
| **E907** | McGavin MD, Zachary JF: Pathologic Basis of Veterinary Desease. 4. Aufl. Elsevier/ Mosby, 2006 |
| **E916** | Stephenson C: Complementary Therapist's Guide to Conventional Medicine. Elsevier/ Churchill Livingstone, 2011 |
| **F644** | Ladhani S et al.: No evidence for Haemophilus influenzae serotype replacement in Europe after introduction of the Hib conjugate vaccine. In: The Lancet Infectious Diseases 2008; 8 (5): 275–276 |
| **F645** | Sanchez-Vargas FM et al.: Salmonella infections: An update on epidemiology, management, and prevention. In: Travel Medicine and Infectious Disease 2011; 9 (6) |
| **F650** | Mayr A.: Smallpox vaccination and bioterrorism with pox viruses. In: Comparative Immunology, Microbiology and Infectious Diseases 2003; 26 (5–6): 423–430 |
| **F651** | Rumboldt Z et al.: Central Nervous System Infections. In: Seminars in Roentgenology. Elsevier |
| **G157** | Goering RV et al.: Mims' Medical Microbiology. 4. Aufl. Elsevier/Mosby, 2007 |
| **G257** | Goering RV et al.: Mims' Medical Microbiology. 5. Aufl. Elsevier/Saunders, 2012 |
| **G260** | Keystone JS et al.: Travel Medicine. 2. Aufl. Elsevier/Oxford, 2008 |
| **G261** | Ettinger SJ, Feldman EC: Textbook of Veterinary Internal Medicine. 7. Aufl. Elsevier/ Saunders, 2009 |
| **G262** | Ward K.: Notes on Medical Microbiology: Including Virology, Mycology and Parasitology. 2. Aufl. Elsevier/Churchill Livingstone, 2008 |
| **G815** | Burrell C et al: Fenner and White's Medical Virology. 5. Aufl. Elsevier, 2017 |

| | |
|---|---|
| **J748** | © Adobe Stock |
| **J787** | Colourbox.com |
| **J794** | Centers for Disease Control and Prevention (CDC), Public Health Image Library (PHIL), Atlanta |
| **K115** | Andreas Walle, Hamburg |
| **L106** | Henriette Rintelen, Velbert |
| **L143** | Heike Hübner, Berlin |
| **L157** | Susanne Adler, Lübeck |
| **L190** | Gerda Raichle, Ulm |
| **L215** | Sabine Weinert-Spieß, Neu-Ulm |
| **M123** | Prof. Dr. med. Dirschka, Wuppertal |
| **M174** | Prof. Dr. med. Rassner, Tübingen |
| **M443** | Prof. O. Jansen, Kiel |
| **M451** | Prof. Dr. med. A. Muntau, München |
| **M480** | Prof. M. Klein, München |
| **M566** | Florian Wittpahl, Hamburg |
| **R172** | Mims C et al.: Medical Microbiology. 3. Aufl. Elsevier/Mosby, 2004 |
| **R233** | Marre R et al.: Klinische Infektiologie. 2. Aufl. Elsevier/Urban & Fischer, 2013 |
| **R246** | Gruber G, Hansch A.: Kompaktatlas Blickdiagnosen in der Inneren Medizin. 2. Aufl. Elsevier/Urban & Fischer, 2009 |
| **T195** | R. Bühler, Giengen/Brenz |
| **U136** | Hoffmann-La Roche AG, Basel |
| **W889** | Deutsches Grünes Kreuz e. V., Marburg |

## Syphilis (Lues)
Harter Schanker

Klassische Geschlechtskrankheiten **A1**

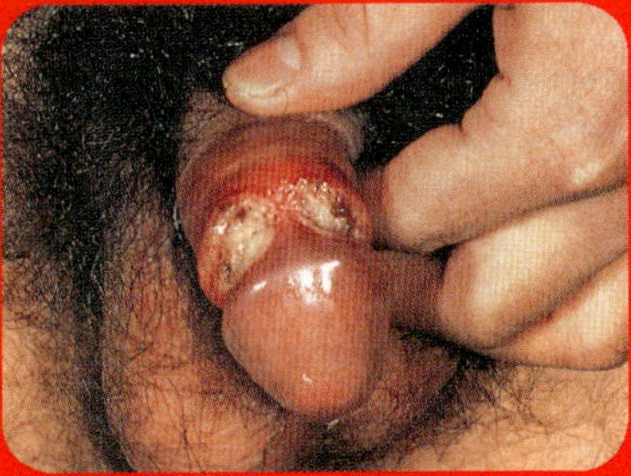

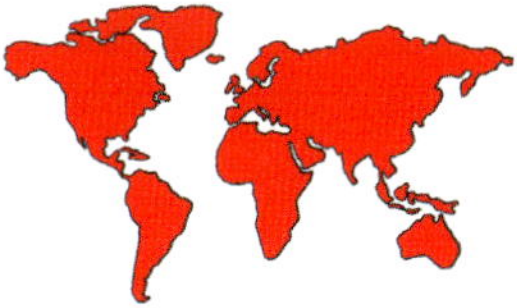

**Abb. A1** Primäraffekt (Ulcus durum = harter Schanker) am Penis. [M123]

### Definition

Die Syphilis ist eine wieder gehäuft auftretende, sexuell übertragbare Krankheit. Die erworbene Syphilis verläuft in 4 Stadien (Primärstadium, Sekundärstadium, Latenzphase, Tertiärstadium, Neurosyphilis). Sie beginnt meist im Bereich der infizierten Schleimhaut und kann unbehandelt zum Befall und Untergang des Nervensystems führen.

### IfSG

- § 7(3): Erregernennung, nichtnamentliche Meldung durch Labors
- § 24: Behandlungsverbot für Heilpraktiker

### Erreger/Immunität

- Erreger: Treponema pallidum
- Err.-typ: gramnegative Spirochäten
- Err.-res: Mensch
- Nachweis: Antikörper im Blut
- ÜW: Geschlechtsverkehr, Bluttransfusionen, konnatal
- IZ: Ⓦ 2–4 Wochen (selten 1–13 Wochen)
- Immunität: keine
- Impfung: –

# Syphilis (Lues)

Harter Schanker



## Symptome

- Prodromi: –
- Fieber: möglich bei Lues II
- **Primäre Syphilis** (Stadium I):
  - Primärkomplex aus hartem, schmerzlosem Ulkus mit lokaler, schmerzloser Schwellung der (Leisten-)Lymphknoten
- **Sekundäre Syphilis** (Stadium II, nach ca. 10 Wochen):
  - Lymphogene und hämatogene Aussaat → Hepatitis, Karditis, Nephritis
  - Fieber, Kopfschmerzen
  - Generalisierte Lymphknotenschwellungen
  - Mottenfraßähnlicher Haarausfall
  - Condylomata lata (Warzen)
  - Verschiedenste Symptome v. a. der Haut (Syphilide, vielgestaltige Exantheme) und Schleimhäute
  - Plaques muqueuses (Schleimhautflecken)
- **Tertiäre Syphilis** (Stadium III, nach 3–5 Jahren):
  - Gummenbildung (nekrotischer Gewebszerfall) v. a. an Haut, Schleimhaut, Knochen
- **Neurosyphilis** (Stadium IV, nach Jahrzehnten):
  - Tabes dorsalis
  - Generalisierte Lähmungen
  - Aseptische Meningitis mit psychiatrischen und neurologischen Symptomen

## Komplikationen

- Neurosyphilis
- Aortenaneurysma
- Jarisch-Herxheimer-Reaktion bei Penicillintherapie

## Therapie

Penicillin

## Lernhinweise

- Weil die Treponemen plazentagängig sind, kann es zur **angeborenen Syphilis (Lues connata)** kommen:
  - Entwicklungsstörungen
  - Blutiger, eitriger Schnupfen
  - Sattelnase
  - Säbelscheidentibia
  - Hutchinson-Trias: Keratitis bis zur Erblindung, Innenohrschwerhörigkeit, tonnenförmige Schneidezähne
- 2017 wurden in Deutschland 7.476 neue Fälle gemeldet, ca. 70 % mehr als 2012. Meist (84 % d. F.) lag eine Übertragung bei sexuellem Kontakt zwischen Männern vor.

## Ulcus molle
Weicher Schanker



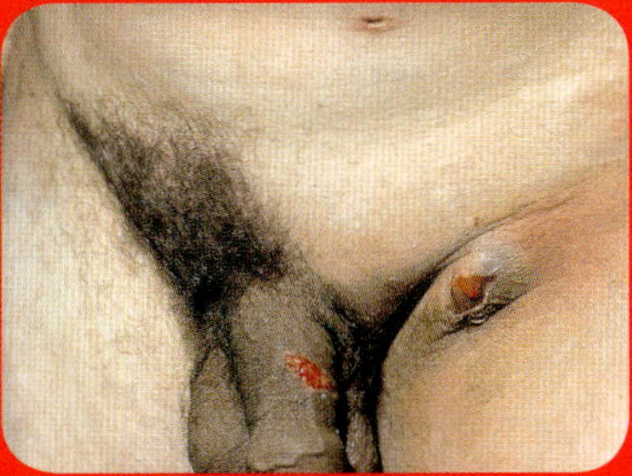

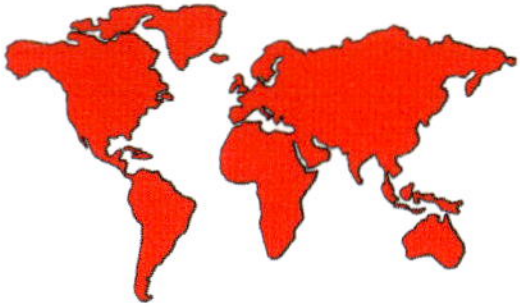

**Abb. A2** Geschwürbildung an der Eintrittsstelle, Aufbrechen der Lymphknoten. [R233]

### Definition

In Europa ist das Ulcus molle eine v. a. aus den (Sub-)Tropen eingeschleppte Geschlechtskrankheit. Sie kommt in Mitteleuropa selten, in Deutschland sehr selten, aber häufig in tropischen Regionen vor.

### IfSG

§ 24: Behandlungsverbot für Heilpraktiker

### Erreger/Immunität

- Erreger: Haemophilus ducreyi
- Err.-typ: gramnegative Bakterien
- Err.-res: Mensch
- Nachweis: Erreger, Antikörper im Blut
- ÜW: Geschlechtsverkehr
- IZ: Ⓣ 2–10 Tage
- Immunität: –
- Impfung: –

# Ulcus molle
Weicher Schanker



## Symptome

- Prodromi: –
- Fieber: –
- In 50 % d. F. schmerzhafte Entzündung der regionalen Lymphknoten (Lymphadenitis) mit Hautrötung
- Lymphknoten können nach außen geschwürig aufbrechen
- Schmerzhafte kleine Hautgeschwüre mit weichem (molle) Rand an den Geschlechtsorganen
- Oft spontane Ausheilung möglich

## Komplikationen

- Mischinfektionen mit anderen Geschlechtskrankheiten
- Sekundäres Lymphödem
- Fistelbildung

## Therapie

Penicillin

## Lernhinweise

- Männer erkranken häufiger als Frauen.
- Bei Frauen kommt es z. T. zu symptomlosen Verläufen.
- Unerkannte Infektionen können als Eintrittspforte für andere Erreger, z. B. HIV, dienen.
- Gutartigste der „klassischen" Geschlechtskrankheiten.

## Lymphogranuloma inguinale
Venerische Lymphknotenentzündung

Klassische Geschlechtskrankheiten **A3**

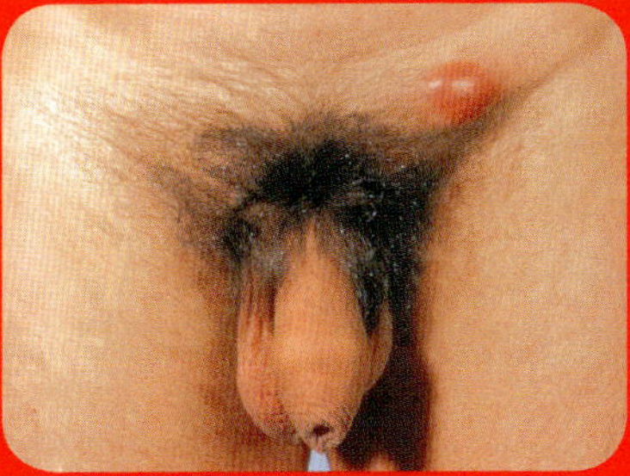

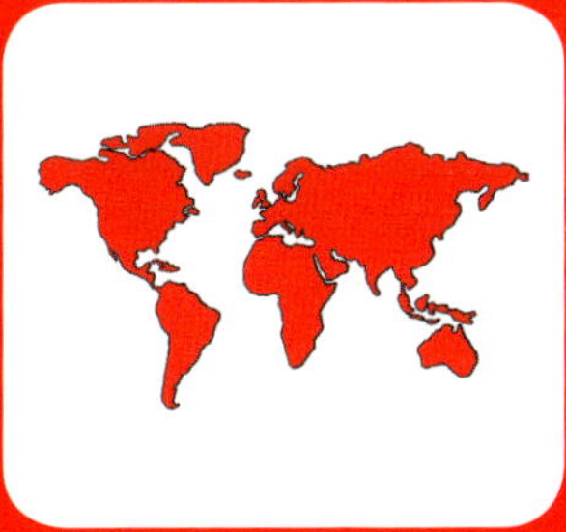

**Abb. A3** Schwellung der Leistenlymphknoten (Bubonen). [R233]

### Definition

Syn. Lymphogranumola venereum, Lymphogranulomatosis inguinalis, tropischer Bubo, Durand-Nicolas-Favre-Krankheit. Das Lymphogranuloma inguinale ist die seltenste der klassischen Geschlechtskrankheiten. Sie geht mit kleinen, schmerzlosen Geschwüren einher.

### IfSG

§ 24: Behandlungsverbot für Heilpraktiker

### Erreger/Immunität

- Erreger: Chlamydia trachomatis
- Err.-typ: gramnegative Bakterien
- Err.-res: Mensch
- Nachweis: Erreger, Antikörper im Blut
- ÜW: Geschlechtsverkehr
- IZ: Ⓦ 1–3 Wochen
- Immunität: –
- Impfung: –

# Lymphogranuloma inguinale
Venerische Lymphknotenentzündung



## Symptome

- Prodromi: in 50 % d. F. schmerzlose herpesartige Bläschen
- Fieber: evtl. leicht
- **Primäraffekt (in 50 % d. F.):**
  - Schmerzloses, kleines, herpesartiges Hautbläschen oder -geschwür (herpetiformes Ulkus)
  - Lokalisation: v. a. an Penis bzw. Vulva, Scheide, Portio, Analbereich, Rektum
- **Lymphogene Ausbreitung:**
  - Schmerzhafte Lymphknotenschwellungen mit Hautrötung
  - LK vereitern, verbacken und können nach außen aufbrechen
  - Fieber, Abgeschlagenheit und Krankheitsgefühl

## Komplikationen

- Entzündliche, eitrige, geschwürige, schrumpfende, stenosierende Prozesse im Genital- bzw. Analbereich
- Sterilität
- Elephantiasis im Genital- bzw. Analbereich als Folge des Lymphstaus
- Polyarthritis
- Konjunktivitis

## Therapie

Antibiotika (Doxycyclin, Erythromycin, Clarithromycin, Azithromycin, Levofloxacin)

## Lernhinweise

- Männer erkranken häufiger als Frauen.
- Auch die Sexualpartner müssen mitbehandelt werden.
- Da für die venerische Lymphknotenentzündung genau wie für Ulcus molle und Gonorrhoe keine Meldepflicht besteht, gibt es keine zuverlässigen Angaben zur Häufigkeit dieser Erkrankungen, sondern nur Schätzungen.

# Gonorrhö
Tripper

Klassische Geschlechtskrankheiten **A4**

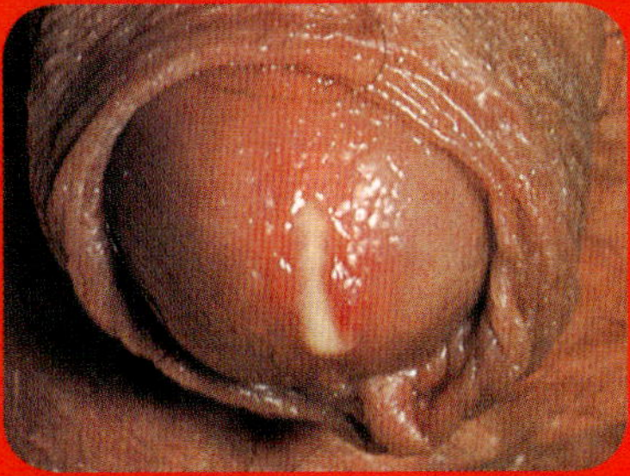

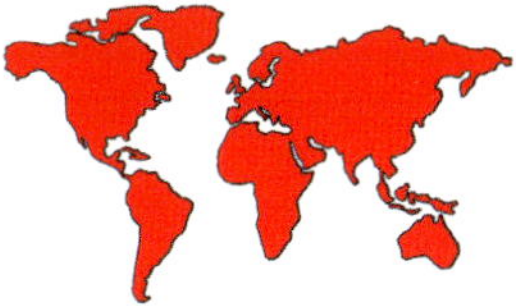

**Abb. A4** Eitrige Harnröhrenentzündung und typischer Ausfluss. [M174]

## Definition

Die Gonorrhö ist die häufigste der klassischen Geschlechtskrankheiten, die mit einem schleimigen Ausfluss einhergeht.

## IfSG

§ 24: Behandlungsverbot für Heilpraktiker

## Erreger/Immunität

- Erreger: Neisseria gonorrhoeae
- Err.-typ: gramnegative Bakterien
- Err.-res: Mensch
- Nachweis: Erreger in Harnröhrensekret
- ÜW: Geschlechtsverkehr, Schmierinfektion
- IZ: Ⓣ 1–6 Tage
- Immunität: –
- Impfung: –

# Gonorrhö

Tripper



## Symptome

- Prodromi: –
- Fieber: nur bei Sepsis
- **Männer** (kann symptomlos verlaufen):
  - Entzündung der vorderen Harnröhre mit Brennen und Jucken beim Wasserlassen
  - Dysurie
  - Schleimig-eitriger Ausfluss („Bonjour-Tröpfchen")
  - Aufsteigende Entzündung mit Befall von Prostata, Bläschchendrüsen, Samenleiter, Nebenhoden
- **Frauen** (häufiger symptomlos):
  - Schleimig-eitriger Ausfluss
  - Entzündung von Zervix, Harnröhre, Bartholin-Drüsen
  - Schleimig-eitriger Ausfluss
  - Aufsteigende Entzündung mit Befall von Endometrium, Eileiter, Ovarien, Peritoneum, Leberkapsel

## Komplikationen

- Sterilität
- Peritonitis
- Eileiterschwangerschaft
- Arthritis v. a. des Kniegelenks
- Gonokokkensepsis (Fieber, Arthritis, Erythem, Meningitis, Iritis, Endo-, Myokarditis, Glomerulonephritis)

## Therapie

- Antibiotika
- Gleichzeitig Partner mitbehandeln

## Lernhinweise

- Infektion mit Urinstix nicht nachweisbar, da Gonokokken kein Nitrit bilden.
- Eine **Gonoblenorrhö** mit drohender Erblindung entsteht durch Schmierinfektion oder bei Neugeborenen durch Infektion in den Geburtswegen. Deshalb ist bis heute nach der Geburt die **Credé-Prophylaxe** üblich.
- Nach Schätzungen der WHO liegt die Zahl der weltweiten Neuerkrankungen jedes Jahr bei ca. 106 Millionen (2013). Damit ist die Gonorrhö die dritthäufigste sexuell übertragbare Krankheit. Seit 2001 ist sie in Deutschland nicht mehr meldepflichtig. In den Industrieländern deutliche Zunahme seit 1999.
- Ein Problem sind die zunehmenden Resistenzen gegen die eingesetzten Antibiotika.

# Masern
Morbilli



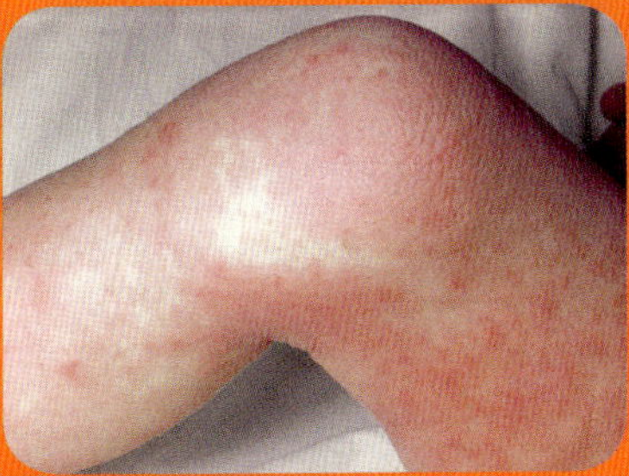

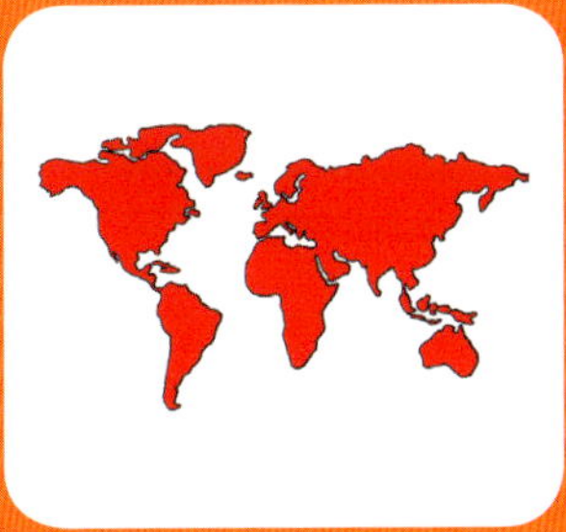

**Abb. B1** Grobfleckiges makulopapulöses Masernexanthem. [M123]

## Definition

Masern sind eine hochinfektiöse, akute Erkrankung mit hohem, zweigipfligem Fieber und großflächigem, makulopapulösem Exanthem. Wegen der möglichen Komplikationen sind sie eine der schwersten Kinderkrankheiten. Es gibt nach § 20 eine Impfpflicht für Kinder und Mitarbeiter (geboren ab 1.1.1970) in Gemeinschaftseinrichtungen (gemäß §§ 33–34) sowie Gemeinschaftsunterkünften von Asylbewerbern und Flüchtlingen (§ 36) als auch in allen medizinischen Einrichtungen wie Krankenhäusern und Praxen.

## IfSG

- § 6: Meldepflicht bei Verdacht, Erkrankung und Tod
- § 7(1): Erregernennung, namentliche Meldung durch Labors
- § 8: Meldepflicht für Ärzte und Heilpraktiker
- § 20: Pflicht zur Impfung bzw. Immunitätsnachweis für alle Menschen in Gemeinschaftseinrichtungen, in Praxen, Krankenhäusern etc.
- § 24: Behandlungsverbot für Heilpraktiker
- § 28: Bei Masernausbruch (auch schon Verdacht) in einer Gemeinschaftseinrichtung kann Menschen ohne Immunität und Impfung der Zutritt zur Einrichtung verboten werden
- § 34(1): Erkrankte dürfen Gemeinschaftseinrichtungen nicht besuchen

## Erreger/Immunität

- Erreger: Masernvirus
- Err.-typ: Paramyxoviren
- Err.-res: Mensch
- Nachweis: Antikörper im Blut
- ÜW: Tröpfchen-, Schmierinfektion
- IZ: Ⓦ 1–2 Wochen
- Immunität: lebenslang
- Impfung: aktiv, passiv

# Masern
Morbilli



## Symptome

- Prodromi: Angina mit Fieber, Krankheitsgefühl, Koplik-Flecken
- Fieber: zweigipflig
- **Prodromalstadium** (3–5 Tage):
  - Fieber 38–39 °C
  - Konjunktivitis mit Lichtscheu
  - Pharyngitis, Rhinitis, Angina, Husten
  - Kopf-, Glieder-, Muskelschmerzen
  - Enanthem der Wangenschleimhaut (Koplik-Flecken: weiß mit rotem Hof)
  - Maserngesicht („verheult, verrotzt, verquollen")
  - Am Ende Fieberabfall
- **Exanthemstadium** (3 Tage):
  - Fieberanstieg 39–40 °C
  - Lymphknotenschwellung, v. a. im Kieferwinkel und am Hals
  - Exanthem: Beginn hinter Ohren und im Gesicht, dann ganzer Körper; linsenförmig, großflächig-konfluierend, makulopapulös
  - Das Exanthem **juckt nicht!**
- **Rekonvaleszenz:**
  - Evtl. kritische Entfieberung
  - Abblassen des Exanthems und kleieförmige Hautabschilferungen

## Komplikationen

- Pneumonien
- Otitis media
- Masern-Krupp
- Herz-Kreislauf-Versagen
- Virale Enzephalitis
- SSPE

## Therapie

- Symptomatisch
- Antibiotika bei Superinfektion

## Lernhinweise

- Die **SSPE** (subakute sklerosierende Panenzephalitis) beginnt ca. 8–12 Jahre nach einer Masernerkrankung und führt innerhalb von 1–3 Jahren sicher zum Tod. Symptome sind Lähmungen, epileptische Anfälle und Wesensveränderungen.
- Seit 2005 sind die jährlichen Meldezahlen (zwischen 300 und 2.400 Fälle) an das RKI stark schwankend, im Durchschnitt jedoch stabil.
- Die Letalität der an Masern erkrankten Personen liegt in den Industrienationen bei 0,1 %.
- Nach dem neuen Masernschutzgesetz müssen alle (nach 1970 geborene) Heilpraktiker und Angestellte in Praxen eine Masernimmunität nachweisen (§ 20 IfSG).

# Windpocken
Varizellen



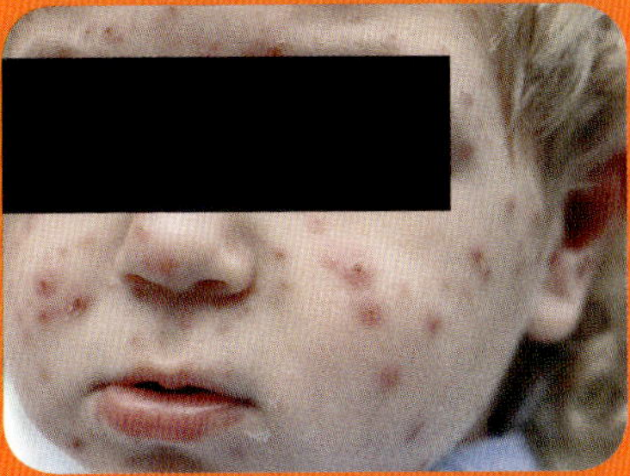

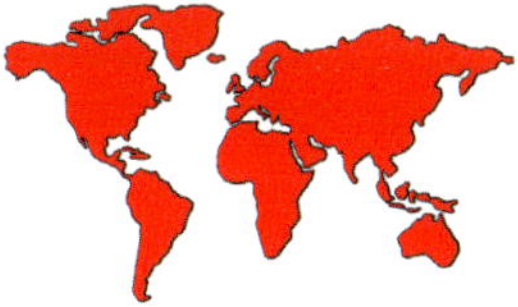

**Abb. B2** Exanthem mit Flecken, Papeln und Bläschen („Sternenhimmel"). [E564]

## Definition

Syn. Schafblattern, Wasserpocken. Windpocken sind eine hochinfektiöse Erkrankung mit typischem, stark juckendem Exanthem. Selten kommt es zu ernsthaften Komplikationen.

## IfSG

- § 6: Meldepflicht bei Verdacht, Erkrankung und Tod
- § 7(1): Erregernennung, namentliche Meldung durch Labors
- § 8: Meldepflicht für Ärzte und Heilpraktiker
- § 24: Behandlungsverbot für Heilpraktiker
- § 34(1): Erkrankte dürfen Gemeinschaftseinrichtungen nicht besuchen

## Erreger/Immunität

- Erreger: Varizella-Zoster-Virus
- Err.-typ: humanes Herpesvirus 3
- Err.-res: Mensch
- Nachweis: Antikörper im Blut
- ÜW: Tröpfchen-, Schmierinfektion
- IZ: Ⓦ 2–3 Wochen
- Immunität: lang anhaltend
- Impfung: aktiv, passiv

# Windpocken
Varizellen



## Symptome

- Prodromi: selten, grippeähnlich
- Fieber: evtl. 38–39 °C
- **Exanthemstadium** (1. Woche):
  - Krankheitsgefühl, subfebrile Temperaturen
  - Exanthem: stark juckende, linsengroße rote Flecken, die sich in Papeln und später in Bläschen und Pusteln umwandeln, fallen dann unter Dellen- und Krustenbildung ab
  - Exanthem kann auch an Schleimhäuten und behaarter Kopfhaut auftreten
  - Handinnenflächen und Fußsohlen bleiben meist frei
  - Alle Stadien der Effloreszenzen finden sich gleichzeitig: Bild eines „Sternenhimmels" (Heubner-Sternenkarte)
  - Lymphknotenschwellung lokal, evtl. systemisch
- **Abheilungsphase** (nach 2 Wochen):
  - Abfallen der Krusten
  - Narben nur bei bakterieller Sekundärinfektion durch Kratzen

## Komplikationen

- Bakterielle Sekundärinfektionen nach Aufkratzen
- Otitis media
- Nephritis
- Varizellenpneumonie
- Meningitis, Enzephalitis
- Spätkomplikation: Herpes zoster (› Karte K2)

## Therapie

- Symptomatische Behandlung des Juckreizes
- Hautpflege

## Lernhinweise

- Bei Kindern meist harmloser Verlauf.
- Bei Neugeborenen wegen des unreifen Immunsystems meist schwerer, komplikationsreicher Verlauf.
- Bei Erkrankung der Schwangeren kann es zum fetalen Varizellensyndrom mit Augenschäden, Skelettanomalien, neurologischen Erkrankungen und Fehlbildungen kommen.
- Da der Erreger im § 7 IfSG genannt ist, besteht seit 2013 ein Behandlungsverbot für alle Varizella-zoster-Virus-Erkrankungen und damit auch für Herpes zoster.

## Röteln
Rubeola

Kinderkrankheiten 1 **B3**

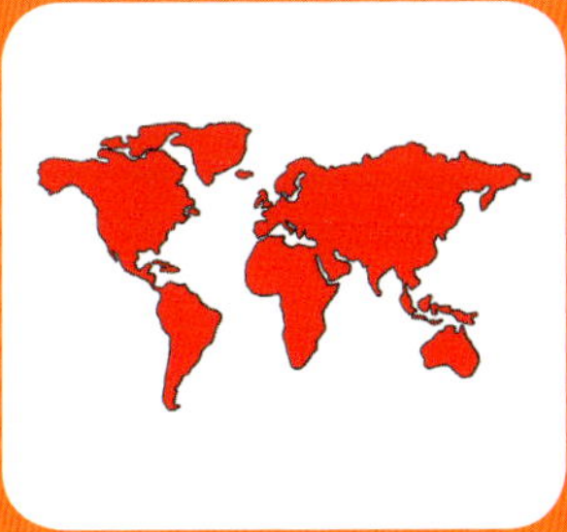

**Abb. B3** Kleinfleckiges, nicht konfluierendes Exanthem. [E325]

### Definition

Syn. Rubella, German Measles. Röteln verlaufen oft relativ harmlos mit einer Lymphknotenschwellung und einem mittelfleckigen Exanthem (Fleckgröße: Scharlach < Röteln < Masern). Sie gelten jedoch als eine der ansteckendsten Infektionserkrankungen des Menschen.

### IfSG

- § 6: Meldepflicht bei Verdacht, Erkrankung und Tod
- § 7(1): Erregernennung, namentliche Meldung durch Labors
- § 8: Meldepflicht für Ärzte und Heilpraktiker
- § 24: Behandlungsverbot für Heilpraktiker
- § 34(1): Erkrankte dürfen Gemeinschaftseinrichtungen nicht besuchen

### Erreger/Immunität

- Erreger: Röteln-Virus (Rubellavirus)
- Err.-typ: Togaviren
- Err.-res: Mensch
- Nachweis: Antikörper im Blut
- ÜW: Tröpfchen-, Schmierinfektion
- IZ: Ⓦ 2–3 Wochen
- Immunität: lang anhaltend
- Impfung: aktiv, passiv

# Röteln
Rubeola



## Symptome

- Prodromi: evtl. grippale Symptome
- Fieber: um 38 °C
- Oft asymptomatisch (50 % d. F.)
- **Prodromalstadium (evtl.):**
  - Grippeähnliche Symptome
  - Enanthem (zarte rote Flecken am weichen Gaumen)
- **Erkrankungsstadium:**
  - Beginn mit druckschmerzhaften Lymphknotenschwellungen, perlenschnurartig am Hals, später generalisiert
  - Evtl. Exanthem für 2–3 Tage: Beginn hinter den Ohren, im Gesicht, dann Ausbreitung; kleine, kaum erhabene rosarote Flecken, nicht konfluierend
  - Evtl. unspezifisches Krankheitsgefühl, relativ guter Allgemeinzustand

## Komplikationen

- Röteln-Purpura durch Thrombopenie
- Röteln-Polyarthritis
- Progressive Enzephalitis (sehr schlechte Prognose)

## Therapie

Symptomatisch

## Lernhinweise

- Bei Erwachsenen evtl. leicht juckendes Exanthem.
- **Rötelnembryopathie:** Vor allem im ersten Trimenon für das ungeborene Kind gefährliche Infektion mit Gregg-Trias (Katarakt, Taubheit, Herzfehler [v. a. offener Ductus Botalli]), Fehlbildung des Embryos, Mikrozephalie.
- Röteln sind erst seit 2013 gemäß § 6 meldepflichtig. Davor waren lediglich konnatale Infektionen gemäß § 7 zu melden.

## Mumps
Ziegenpeter



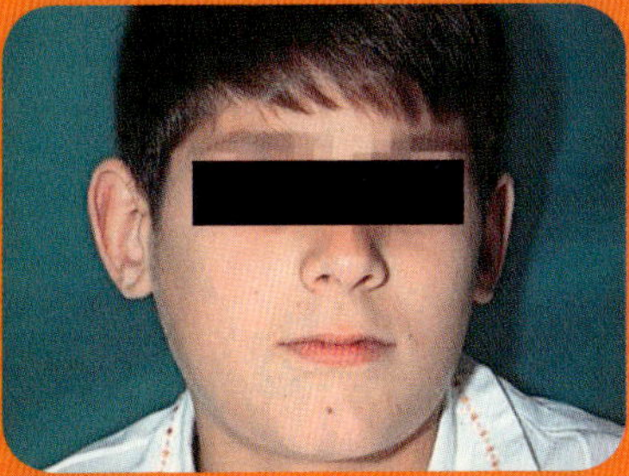

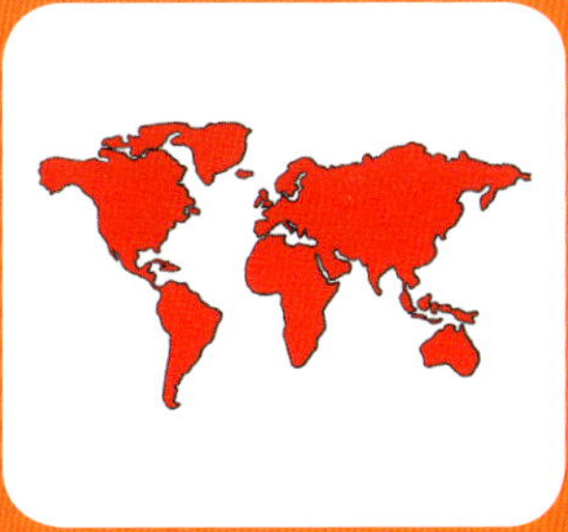

**Abb. B4** Schwellung der rechten Ohrspeicheldrüse. [M480]

### Definition

Syn. Parotitis epidemica. Mumps ist eine meist beidseitige Entzündung der Parotis, die zu den typischen abstehenden Ohren führt.

### IfSG

- § 6: Meldepflicht bei Verdacht, Erkrankung und Tod
- § 7(1): Erregernennung, namentliche Meldung durch Labors
- § 8: Meldepflicht für Ärzte und Heilpraktiker
- § 24: Behandlungsverbot für Heilpraktiker
- § 34(1): Erkrankte dürfen Gemeinschaftseinrichtungen nicht besuchen

### Erreger/Immunität

- Erreger: Mumps-Virus
- Err.-typ: Paramyxoviren
- Err.-res: Mensch
- Nachweis: Antikörper im Blut, Speichel
- ÜW: Tröpfchen-, Schmierinfektion
- IZ: Ⓦ 2–3 Wochen
- Immunität: lebenslang
- Impfung: aktiv, passiv

# Mumps
Ziegenpeter



## Symptome

- Prodromi: grippale Symptome
- Fieber: subfebril bis 39/40 °C
- **Evtl. Prodromalstadium:**
  - Unspezifisches Krankheitsgefühl, Kopf-, Gliederschmerzen
  - Leichtes Fieber
- **Organstadium:**
  - Bis zu 50 % asymptomatisch
  - Zunächst meist einseitige Parotitis mit Schwellung, später dann auch beidseitig
  - Abstehende Ohrläppchen
  - Regionäre Lymphknotenschwellungen
  - Hohes Fieber bis 40 °C
  - Schmerzen beim Kauen
- **Rekonvaleszenz:**
  - Nach 1–2 Wochen Fieberabfall und Rückbildung der Schwellung

## Komplikationen

- Orchitis
- Sterilität beim Mann
- Pankreatitis
- Meningitis (meist harmlos)
- Enzephalitis → Schwerhörigkeit
- Thyreoiditis
- Abort (v. a. wenn Erkrankung im 1. Trimenon auftritt)

## Therapie

Symptomatisch

## Lernhinweise

- Doppelt so viele Jungen wie Mädchen sind betroffen.
- Es kann zu einer Mitentzündung der Bauchspeicheldrüse oder der Hoden kommen. Letzteres führt in seltenen Fällen zu einer bleibenden Sterilität.
- Mumps ist erst seit 2013 gemäß § 6 meldepflichtig.

# Ringelröteln
Erythema infectiosum

Kinderkrankheiten 2 **C1**

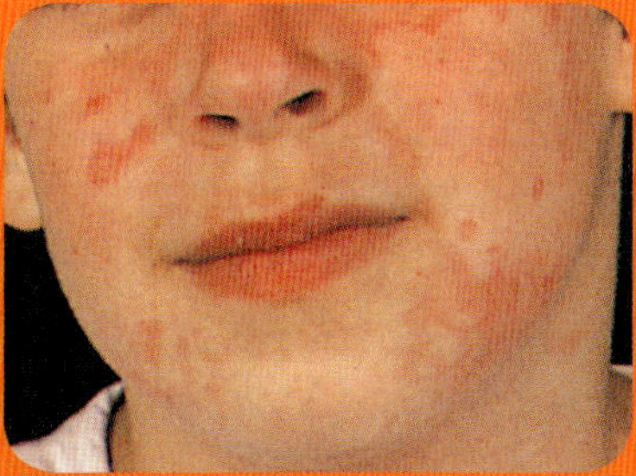

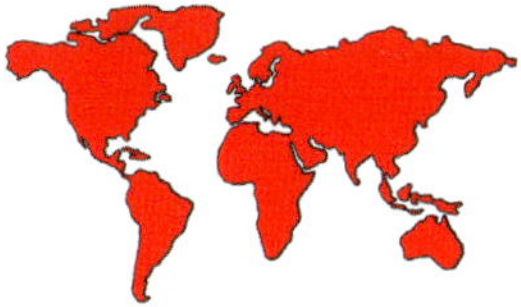

**Abb. C1** Schmetterlingsförmiges Erythem. [M123]

## Definition

Syn. Fifth desease, 5. Krankheit, Ohrfeigenkrankheit. Bei Kindern verlaufen die Ringelröteln meist harmlos mit einem girlandenartigen Exanthem.

## IfSG

–

## Erreger/Immunität

- Erreger: Parvovirus B19
- Err.-typ: Viren
- Err.-res: Mensch
- Nachweis: Antikörper im Blut
- ÜW: Tröpfcheninfektion
- IZ: Ⓦ 1–2 Wochen
- Immunität: langanhaltend
- Impfung: –

# Ringelröteln
Erythema infectiosum



## Symptome

- Prodromi: grippale Symptome
- Fieber: selten
- Relativ guter Allgemeinzustand
- Beginn mit Exanthem, erst im Gesicht (schmetterlingsförmig, sog. Ohrfeigengesicht), dann an den Streckseiten der Extremitäten (girlandenförmig, ringelartig), selten am Rumpf
- Leicht erhabene rote bis blaurote Flecken, später konfluierend
- Abklingen des Exanthems meist innerhalb einer Woche
- Keine Schleimhaut- und Lymphknotenbeteiligung

## Komplikationen

- Arthralgien
- Arthritis (i. d. R. nur Erwachsene)
- Aplastische Anämie
- Hepatitis
- Hydrops fetalis bei diaplazentarer Übertragung
- Abort

## Therapie

Symptomatisch

## Lernhinweise

- Wie bei Scharlach ist die Mundpartie exanthemfrei.
- Bei Erwachsenen sind schwere Verläufe möglich.

## Scharlach



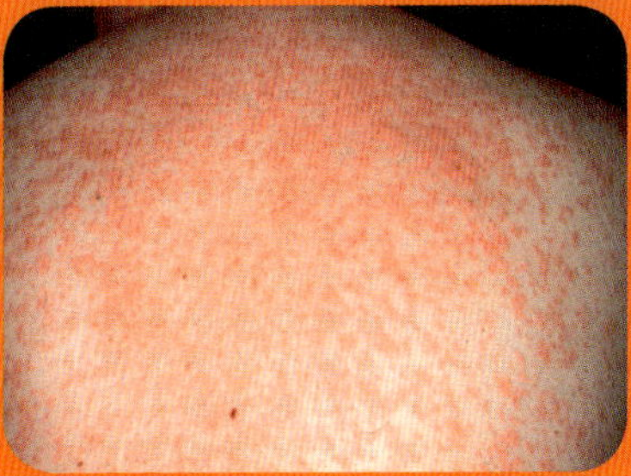

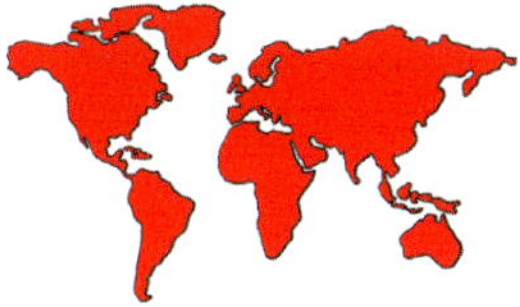

**Abb. C2** Kleinfleckiges, konfluierendes Exanthem. [R233]

### Definition

Scharlach ist eine hochakute Erkrankung. Es ist eine besondere Form der Streptokokkenangina mit einem blaßrosa Exanthem. Scharlachinfektionen sind mehrfach möglich.

### IfSG

- § 15(3): Meldepflicht in einigen Bundesländern bei Erkrankung und Tod (2014: Sachsen, Sachsen-Anhalt, Thüringen)
- § 24: Behandlungsverbot für Heilpraktiker
- § 34(1): Erkrankte dürfen Gemeinschaftseinrichtungen nicht besuchen

### Erreger/Immunität

- Erreger: β-hämolysierende Streptokokken der Gruppe A
- Err.-typ: grampositive Bakterien
- Err.-res: Mensch
- Nachweis: Rachenabstrich (Schnelltest)
- ÜW: Tröpfchen-, Schmierinfektion
- IZ: Ⓦ 2–4 Tage
- Immunität: nur serotypisch
- Impfung: –

# Scharlach



## Symptome

- Prodromi: –
- Fieber: bis 40 °C
- Plötzlicher Beginn
- Kopf-, Gliederschmerzen
- Angina mit hochrotem Rachen
- Zunge ist erst weiß, dann rot glänzend (Himbeerzunge)
- Exanthem nach 24 Stunden erst am Hals und in der Leiste, dann am ganzen Körper: kleinfleckig, konfluierend, wenig erhaben, blassrosa
- Lymphknotenschwellung im Kieferwinkel
- Nach ca. 1 Woche Abheilung und Schuppung der Handflächen und Fußsohlen
- Wangenröte mit perioraler Blässe
- Antistreptolysintiter ↑

## Komplikationen

- Otitis media
- Sinusitis
- Peritonsillarabszess
- Bronchitis, Pneumonie
- Myokarditis
- Toxischer Verlauf mit sehr hohem Fieber, Ü/EB, Durchfall, Kreislaufversagen

## Therapie

- Penicillin
- 2–3 Wochen nach Erkrankung Urinkontrolle auf Hämaturie und Proteinurie zum Ausschluss einer Glomerulonephritis

## Lernhinweise

- Gefürchtete Folgekrankheit ist die **Poststreptokokken-Glomerulonephritis,** die 2–4 Wochen nach der Infektion auftreten kann.
- Das ebenfalls als Poststreptokokkeninfektion auftretende rheumatische Fieber ist meist Folge einer Infektion des oberen Respirationstraktes.
- Unbehandelte sind bis zu 3 Wochen infektiös, mit Antibiotika Behandelte 24 Stunden.

# HiB-Erkrankungen

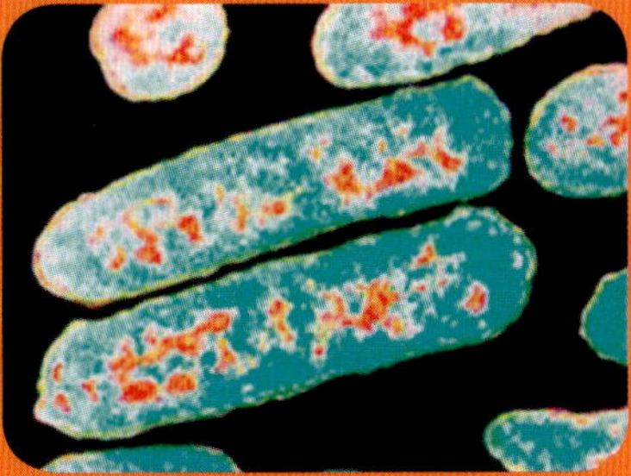

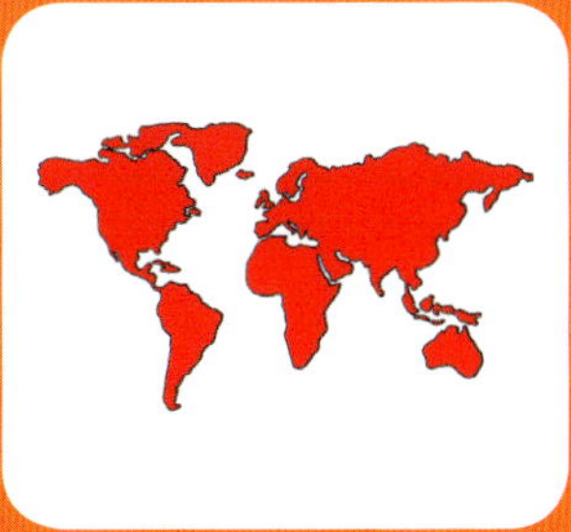

**Abb. C3** Hämophilus-Bakterien sind gramnegative Stäbchen. [F644]

## Definition

Der wesentliche Keim der Hämophilus-Bakterien ist Haemophilus influenzae B. Für Säuglinge verursacht dieser als Epiglottitis und Meningitis eine komplikationsreiche und z. T. letale Erkrankung.

## IfSG

- § 7(1): Erregernennung, namentliche Meldung durch Labors **(nur bei direktem Nachweis in Blut oder Liquor)**
- § 24: Behandlungsverbot für Heilpraktiker
- § 34(1): Erkrankte dürfen Gemeinschaftseinrichtungen nicht besuchen (bei Meningitis)

## Erreger/Immunität

- Erreger: Haemophilus influenzae B
- Err.-typ: gramnegative Bakterien
- Err.-res: Mensch
- Nachweis: Erreger in Blut, Sputum, Liquor
- ÜW: Tröpfchen-, Kontaktinfektion
- IZ: Ⓣ 2–5 Tage
- Immunität: unklar
- Impfung: aktiv

# HiB-Erkrankungen



## Symptome

- Prodromi: –
- Fieber: 39–40 °C
- Evtl. Lymphknotenschwellungen
- Betrifft v. a. die Schleimhäute der oberen Atemwege
- **Erkrankungen:**
  - Sinusitis
  - Pneumonie
  - Meningitis
  - Osteomyelitis
  - Arthritis
- **Nur bei Kleinkindern:**
  - Otitis media
  - Epiglottitis

## Komplikationen

- Epiglottitis mit Erstickungsgefahr
- Eitrige Meningitis mit bleibenden Schäden

## Therapie

Antibiotika

## Lernhinweise

- Für Kinder unter 5 Jahren eine der schwersten bakteriellen Erkrankungen.
- Nach einer HiB-Meningitis sind etwa 5 % der Kinder körperlich und geistig schwerst behindert.
- Die Letalität liegt unbehandelt bei 60–90 %, mit Antibiotika bei 5 %.
- Rund 50 % d. F. betreffen Erwachsene ab dem 60. Lebensjahr.
- In Deutschland werden seit Jahren steigende Zahlen gemeldet. 2017 waren es 811 Fälle. Gemeldet werden müssen gemäß § 7 nur invasive Infektionen.

# Keuchhusten
Pertussis



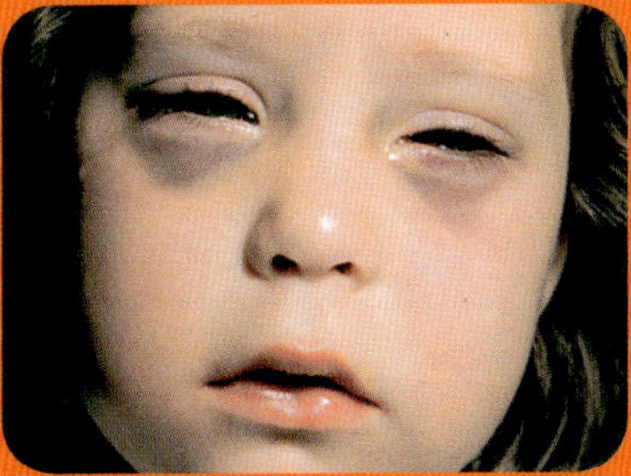

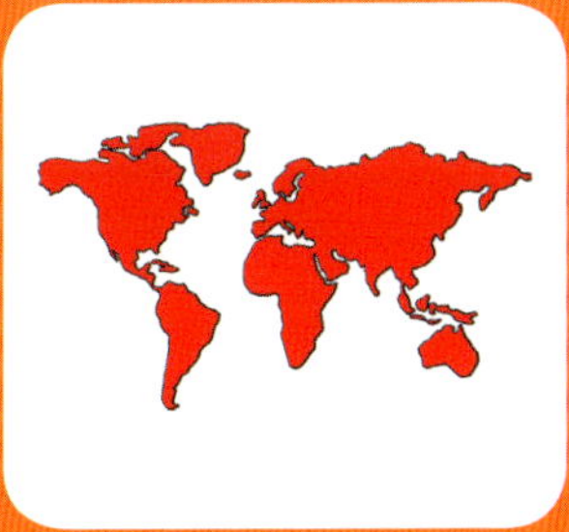

**Abb. C4** Die Hustenattacken stellen ein traumatisches Erlebnis dar. [W889]

## Definition

Keuchhusten ist eine Erkrankung mit charakteristischen Hustenanfällen sowie mit zähem, glasigem Schleim.

## IfSG

- § 6: Meldepflicht bei Verdacht, Erkrankung und Tod
- § 7(1): Erregernennung, namentliche Meldung durch Labors
- § 8: Meldepflicht für Ärzte und Heilpraktiker
- § 24: Behandlungsverbot für Heilpraktiker
- § 34(1): Erkrankte dürfen Gemeinschaftseinrichtungen nicht besuchen

## Erreger/Immunität

- Erreger: Bordetella pertussis
- Err.-typ: gramnegative Bakterien
- Err.-res: Mensch
- Nachweis: Antikörper im Blut, Abstrich
- ÜW: Tröpfcheninfektion
- IZ: Ⓦ 1–2 Wochen
- Immunität: lang, Reinfektion möglich
- Impfung: aktiv

# Keuchhusten
Pertussis



## Symptome

- Prodromi: –
- Fieber: subfebril
- **Stadium catarrhale** (1–2 Wochen):
  - Erkältungssymptome
  - Husten, v. a. nachts, der auf übliche Mittel schlecht anspricht
- **Stadium convulsivum** (3–6 Wochen):
  - Heftiger, krampfartiger, stakkatoartiger Husten, v. a. nachts
  - Bis zu 50 Anfälle/Tag
  - Glasiger, zäher Schleim
  - Inspiratorischer Stridor
  - Vor allem bei Säuglingen Atempausen (Apnoe) mit Zyanose
  - Einblutungen in die Bindehaut
  - Ü/EB nach Hustenanfällen
- **Stadium decrementi** (4–10 Wochen):
  - Langsame Rekonvaleszenz, z. T. über Monate

## Komplikationen

- Apnoe
- Otitis media
- Pneumonie
- Irreversible Bronchiektasen
- Lungenemphysem
- Enzephalopathie
- (Leisten-)Hernien
- Rektumprolaps

## Therapie

- Antibiotika
- Symptomatisch

## Lernhinweise

- Bei Säuglingen ist eine stationäre Behandlung mit Beobachtung rund um die Uhr am besten.
- Oft besteht nach der Erkrankung eine Empfindlichkeit des Bronchialsystems.
- Für Keuchhusten besteht erst seit 2013 Meldepflicht.

# Cholera

Gallenbrechdurchfall



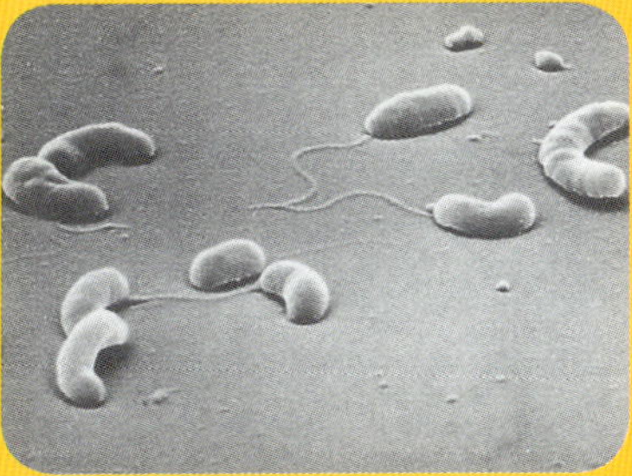

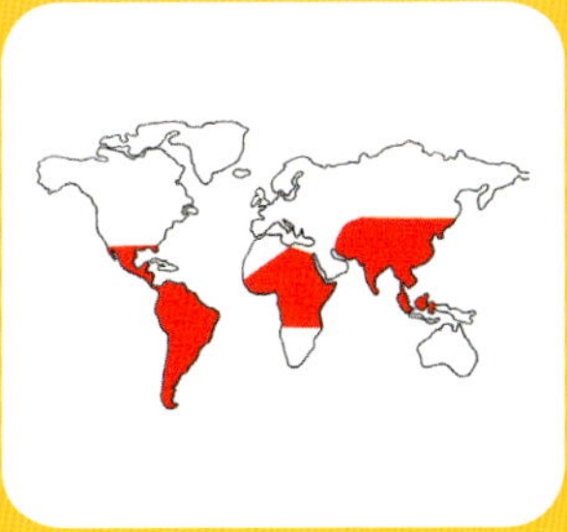

**Abb. D1** Vibrionen sind leicht gekrümmt und durch eine Geißel sehr beweglich. [R172]

## Definition

Cholera ist eine akute Infektion und Intoxikation des Dünndarms mit typischen reiswasserähnlichen Durchfällen.

## IfSG

- § 6: Meldepflicht bei Verdacht, Erkrankung und Tod
- § 7(1): Erregernennung, namentliche Meldung durch Labors
- § 8: Meldepflicht für Ärzte und Heilpraktiker
- § 24: Behandlungsverbot für Heilpraktiker
- § 34(1): Erkrankte dürfen Gemeinschaftseinrichtungen nicht besuchen
- § 34(2): Ausscheider dürfen Gemeinschaftseinrichtungen nur mit Genehmigung besuchen
- § 42: Verbote im Umgang mit Lebensmitteln

## Erreger/Immunität

- Erreger: Vibrio cholerae O1 und O139
- Err.-typ: gramnegative Bakterien
- Err.-res: Mensch
- Nachweis: Erreger im Stuhl, in Erbrochenem
- ÜW: fäkal-orale Schmierinfektion, Wasser
- IZ: Ⓢ Ⓣ Stunden bis wenige Tage
- Immunität: kurzfristig
- Impfung: aktiv (geringer Schutz)

# Cholera
Gallenbrechdurchfall



## Symptome

- Prodromi: –
- Fieber: evtl. Untertemperatur (35 °C)
- Bis zu 30 reiswasserartige Stühle/Tag
- Keine Blutbeimengungen, keine Tenesmen
- Ü/EB
- Milde Bauchschmerzen
- Schlaffe, trockene Haut, Waschfrauenhände, stehende Hautfalten
- „Choleragesicht": spitze Nase, eingefallene Wangen, tief eingesunkene Augen
- Heiserkeit
- Elektrolytmangel mit Herzrhythmusstörungen, Krämpfen
- Später Fieber, Benommenheit, Verwirrtheit

## Komplikationen

Hoher Flüssigkeitsverlust →
- Hypovolämischer Schock
- Nierenversagen
- Tod innerhalb weniger Stunden

## Therapie

- Flüssigkeitsersatz (Infusionen)
- Antibiotika
- Kreislaufunterstützung

## Lernhinweise

- Nur ca. 10 % der Infizierten erkranken schwer.
- Letalität unbehandelt ca. 60 %, mit Behandlung <1 %.
- **Cholera sicca** („trockene" Cholera): Rascher Tod vor Auftreten der Durchfälle durch den massiven Flüssigkeitseinstrom in das Darmlumen.
- Die Zahl der in Deutschland pro Jahr gemeldeten Fälle schwankt i. d. R. zwischen 0 und 6.
- An Cholera erkrankte Personen können zu Dauerausscheidern werden.

## Typhus, Paratyphus
Typhus abdominalis



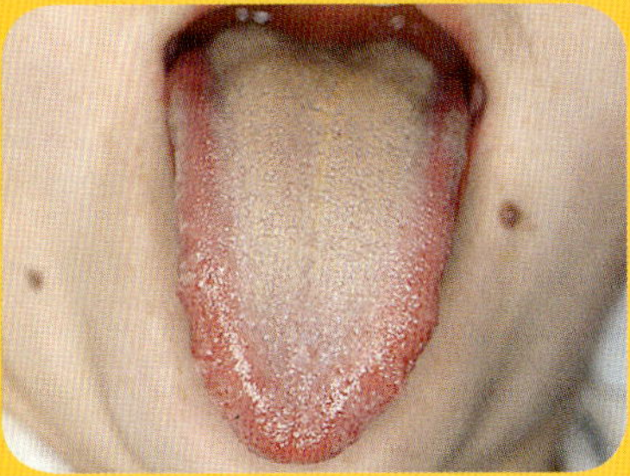

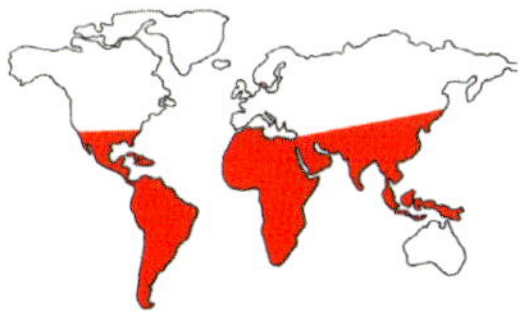

**Abb. D2** Grau-gelb belegte Zunge (Typhuszunge). [R246]

### Definition

Typhus und Paratyphus sind Infektionen der lymphatischen Gewebe mit typischen erbsbreiartigen Durchfällen ab der 3. Woche. Unterschiede zwischen Typhus und Paratyphus sind v. a. der unterschiedliche Erreger und der beim Paratyphus vergleichsweise abgeschwächte Krankheitsverlauf.

### IfSG

- § 6: Meldepflicht bei Verdacht, Erkrankung und Tod
- § 7(1): Erregernennung, namentliche Meldung durch Labors
- § 8: Meldepflicht für Ärzte und Heilpraktiker
- § 24: Behandlungsverbot für Heilpraktiker
- § 34(1): Erkrankte dürfen Gemeinschaftseinrichtungen nicht besuchen
- § 34(2): Ausscheider dürfen Gemeinschaftseinrichtungen nur mit Genehmigung besuchen
- § 42: Verbote im Umgang mit Lebensmitteln

### Erreger/Immunität

- Erreger: Salmonella typhi bzw. paratyphi
- Err.-typ: gramnegative Bakterien
- Err.-res: Mensch (selten Haustiere)
- Nachweis: Erreger in Blut, Stuhl, Antikörper im Blut
- ÜW: fäkal-orale Schmierinfektion, Trinkwasser
- IZ: Ⓦ 1–3 Wochen
- Immunität: lebenslang
- Impfung: aktiv gegen Typhus

## Typhus, Paratyphus
Typhus abdominalis



### Symptome

- Prodromi: Stadium incrementi mit treppenförmigem Fieber ↑
- Fieber: charakteristische Fieberkurve
- **Stadium incrementi** (1. Woche):
  - Treppenförmiger Fieberanstieg bis 41 °C
  - Kopfschmerzen
  - Obstipation
- **Stadium fastigii** (2–3 Wochen):
  - Kontinuafieber 40°–41 °C
  - Hepatosplenomegalie
  - Myokarditis → relative Bradykardie
  - Enzephalitis → Bewusstseinsstörungen
  - Pneumonie
  - Osteomyelitis
  - Grau-gelblicher Zungenbelag (W-Zunge)
  - Roseolen auf der Bauchhaut, makulopapulöses Exanthem
  - Erst Obstipation, ab 3. Woche erbsbreiartige Durchfälle
  - Leukopenie
- **Stadium decrementi:**
  - Stufenweise Fieberabfall mit Remissionen
  - Lange Rekonvaleszenz

### Komplikationen

- Kreislaufversagen
- Herzversagen
- Milzruptur
- Darmwandperforation → Peritonitis, massive Darmblutungen
- Rezidiv

### Therapie

- Antibiotika
- Intensivmedizinische Behandlung
- Kreislaufunterstützung

### Lernhinweise

- Nach überstandener Krankheit werden ca. 5 % d. F. zu Dauerausscheidern. Die Gallenblase stellt dabei das wesentliche Reservoir dar.
- In Deutschland werden jährlich durchschnittlich ca. 70 Fälle gemeldet, wobei rund 90 % der Erkrankten die Erkrankung aus einem anderen Land mitbringen (2017 stammten z. B. 29 von 77 gemeldeten Fällen aus Indien).

# Amöbenruhr
Amöbiasis



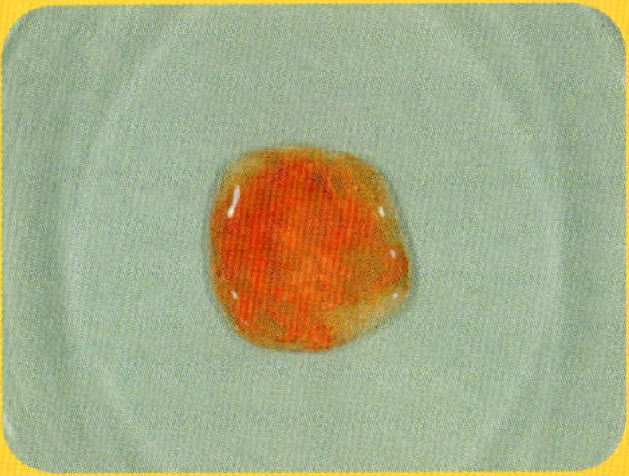

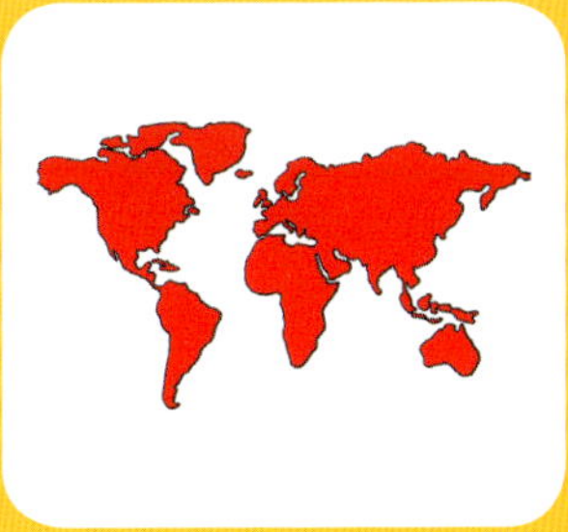

**Abb. D3** Himbeergeleeartige Durchfälle. [G260]

## Definition

Vor allem in den Tropen kommt die Infektion mit Entamöben und z. T. jahrelanger Symptomfreiheit vor.

## IfSG

- § 6: Meldepflicht bei Verdacht, Erkrankung und Tod **(nur bei Epidemieverdacht/ Personen aus Lebensmittelgewerbe [§ 42])**
- § 8: Meldepflicht für Ärzte und Heilpraktiker **(nur bei Epidemieverdacht/Personen aus Lebensmittelgewerbe [§ 42])**
- § 24: Behandlungsverbot für Heilpraktiker
- § 42: Verbote im Umgang mit Lebensmitteln

## Erreger/Immunität

- Erreger: Entamoeba histolytica
- Err.-typ: Protozoen
- Err.-res: Mensch, Wasser
- Nachweis: Erreger im Stuhl
- ÜW: fäkal-orale Aufnahme von Amöben (Trinkwasser)
- IZ: Ⓦ 2–6 Wochen
- Immunität: –
- Impfung: –

# Amöbenruhr
Amöbiasis



## Symptome

- Prodromi: –
- Fieber: –
- **Invasive Amöbenruhr:**
  - Langsamer Beginn ohne Fieber (DD Shigellenruhr)
  - Durchfall (glasigschleimig, evtl. blutig = himbeergeleeartig) oft im Wechsel mit leichter Verstopfung
  - Bauchschmerzen
  - Schwäche
  - Begleitende bakterielle Sekundärinfektionen
- **Hämatogene Streuung:**
  - Leberbeteiligung mit herdförmigen Leberabszessen und Nekrosen
  - Perforationsgefahr in Pleura, Peritoneum, Perikard
  - Unbehandelt hohe Letalität

## Komplikationen

- Darmblutung, -perforation
- Hämatogene Streuung

## Therapie

Chemotherapeutika

## Lernhinweise

- Eine Meldepflicht besteht nicht bei Einzelfällen, sondern nur, wenn zwei oder mehr Fälle auftreten, bei denen ein Zusammenhang vermutet wird. Aufgrund der Krankheitsnennung in § 6 IfSG besteht für Heilpraktiker ein Behandlungsverbot.
- Die Amöbe kann abgekapselt z. T. jahrelang symptomlos den Dickdarm besiedeln (symptomlose Darmlumeninfektion). Erst beim Einwandern in die Darmwand kommt es zu Symptomen.
- Eventuell kann es zum Dauerausscheidertum kommen.

# Shigellenruhr

Shigellose

Tropische Magen-Darm-Erkrankungen **D4**

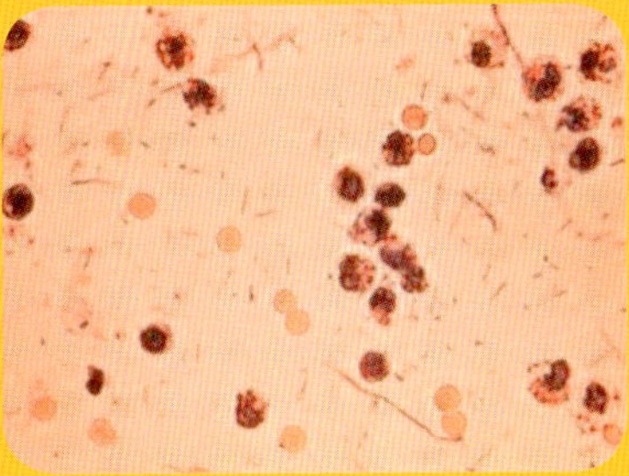

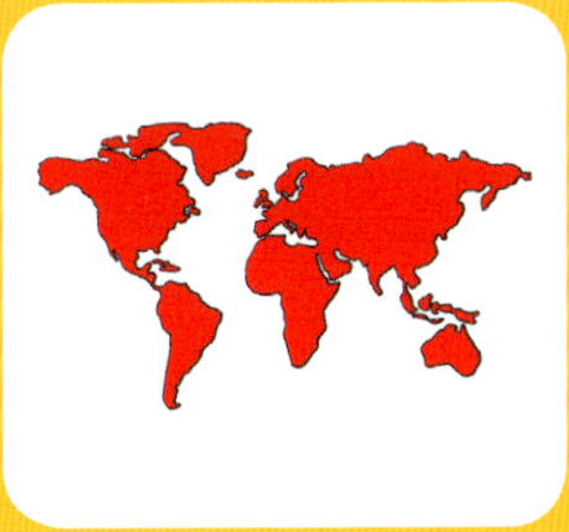

**Abb. D4** Es gibt 4 verschiedene Bakterienarten der Gattung Shigella. [G157]

## Definition

Syn. Bakterienruhr. Die Shigellenruhr ist eine Lokalinfektion des Dickdarms mit typisch wässrigen bis blutig-schleimigen Durchfällen.

## IfSG

- § 6: Meldepflicht bei Verdacht, Erkrankung und Tod **(nur bei Epidemieverdacht/ Personen aus Lebensmittelgewerbe [§ 42])**
- § 7(1): Erregernennung, namentliche Meldung durch Labors
- § 8: Meldepflicht für Ärzte und Heilpraktiker **(nur bei Epidemieverdacht/Personen aus Lebensmittelgewerbe [§ 42])**
- § 24: Behandlungsverbot für Heilpraktiker
- § 34(1): Erkrankte dürfen Gemeinschaftseinrichtungen nicht besuchen
- § 34(2): Ausscheider dürfen Gemeinschaftseinrichtungen nur mit Genehmigung besuchen
- § 42: Verbote im Umgang mit Lebensmitteln

## Erreger/Immunität

- Erreger: 4 Shigellenarten
- Err.-typ: gramnegative Bakterien
- Err.-res: Mensch
- Nachweis: Erreger im Stuhl
- ÜW: Schmierinfektion fäkal-oral über verseuchtes Wasser
- IZ: Ⓣ 2–7 Tage
- Immunität: nur artspezifisch
- Impfung: –

# Shigellenruhr
Shigellose



## Symptome

- Prodromi: –
- Fieber: evtl. bis 39 °C
- Oft symptomarmer, untypischer Verlauf
- Akuter Beginn mit kolikartigen Bauchschmerzen und Durchfall
- Täglich bis zu 30 blutig („rote Ruhr") oder eitrig-schleimige („weiße Ruhr") Entleerungen, evtl. mit Tenesmen
- Ü/EB
- Genesung i. d. R. nach 2–10 Tagen

## Komplikationen

- Exsikkose mit Nierenversagen und hypovolämischem Schock
- Darmgeschwüre
- Darmperforation
- Peritonitis
- Reiter-Trias (Arthritis, Urethritis, Konjunktivitis)

## Therapie

- Flüssigkeitszufuhr
- Elektrolytgabe
- Evtl. Antibiotika

## Lernhinweise

- Eine Meldepflicht für Heilpraktiker besteht nur, wenn zwei oder mehr Fälle auftreten, bei denen ein Zusammenhang vermutet wird oder bei Personen, die beruflich in Kontakt mit Lebensmitteln kommen. Eine Meldepflicht für Labors nach § 7 IfSG besteht allerdings generell.
- Die „4 F" **F**aeces, **F**utter, **F**liegen, **F**inger stellen die Hauptgefahr für die Übertragung der Erkrankung dar.
- Die Erkrankung hat eine gute Prognose (Letalität < 1 %).
- Eventuell kann es zum Dauerausscheidertum kommen.

# Infektiöse Gastroenteritis
Mikrobielle Lebensmittelvergiftung



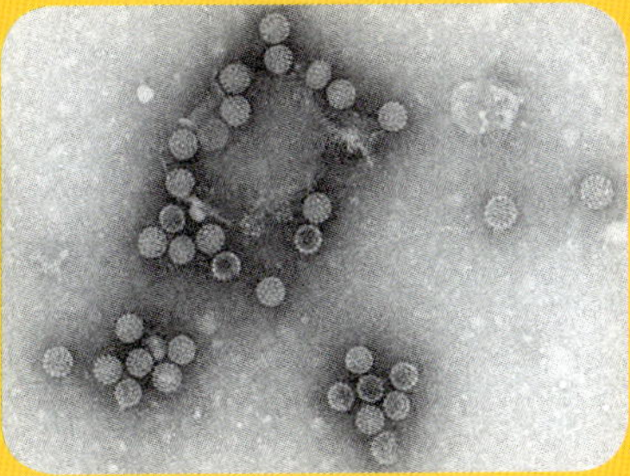

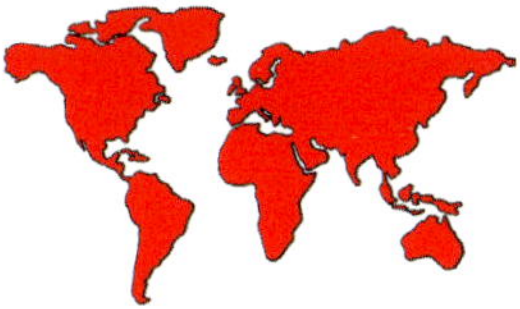

**Abb. E1** Erreger einer infektiösen Gastroenteritis sind u. a. Rotaviren. [E961]

## Definition

Die infektiöse Gastroenteritis ist eine durch verschiedene Erreger hervorgerufene akute Infektion des Magen-Darm-Traktes. Mit ca. 200.000 Fällen/Jahr in Deutschland ist sie die häufigste Infektionskrankheit mit Krankheitsgefühl und Diarrhö. Mögliche Erreger sind **Bakterien bzw. deren Toxine**, **Viren** und **Protozoen.**

## IfSG

- § 6: Meldepflicht bei Verdacht, Erkrankung und Tod **(nur bei Epidemieverdacht/ Personen aus Lebensmittelgewerbe [§ 42])**
- § 7(1): Erregernennung, namentliche Meldung durch Labors **(nur bestimmte Erreger)**
- § 8: Meldepflicht für Ärzte und Heilpraktiker **(nur bei Epidemieverdacht/Personen aus Lebensmittelgewerbe [§ 42])**
- § 24: Behandlungsverbot für Heilpraktiker
- § 34(1): Erkrankte dürfen Gemeinschaftseinrichtungen nicht besuchen
- § 42: Verbote im Umgang mit Lebensmitteln

## Erreger/Immunität

- Erreger: diverse Erreger
- Err.-typ: Bakterien, Viren, Protozoen, Pilze
- Err.-res: Mensch, Tiere
- Nachweis: Erreger in Blut, Stuhl, Erbrochenem
- ÜW: fäkal-oral, Lebensmittel, Wasser, Kot, Erbrochenes
- IZ: Ⓢ wenige Stunden
- Immunität: kaum
- Impfung: –

# Infektiöse Gastroenteritis
Mikrobielle Lebensmittelvergiftung



## Symptome

- Prodromi: –
- Fieber: erregerabhängig bis 40 °C
- Krankheitsgefühl
- Grippeähnliche Symptome
- Ü/EB
- Diarrhö
- Bauchschmerzen, evtl. Krämpfe
- Mesenteriale LK ↑

## Komplikationen

- Exsikkose mit hypovolämischem Schock
- Herz- und Nierenversagen
- Lebensgefahr bei schlechter Abwehrlage, Säuglingen und älteren Patienten

## Therapie

- Symptomatisch
- Flüssigkeitszufuhr
- Elektrolytgabe

## Lernhinweise

- Eine Meldepflicht für Heilpraktiker besteht nur, wenn zwei oder mehr Fälle auftreten, bei denen ein Zusammenhang vermutet wird oder wenn eine Person betroffen ist, die im Lebensmittelgewerbe tätig ist (§ 42 Abs. 1) und mit Lebensmitteln in Berührung kommt.
- Eine Meldepflicht nach § 6 besteht allerdings bei schwerem klinischem Verlauf sowie bei Erkrankung und Tod einer Clostridium-difficile-Infektion.
- Eine Meldepflicht nach § 7 IfSG besteht für Salmonellen (› Karte E3), Campylobacter, humanpathogene Cryptosporidiumarten, EHEC und sonstige darmpathogene E. coli-Arten, Giardia lamblia, Norovirus, Rotavirus, Shigellen und Cholera.
- Dauerausscheidertum ist möglich.

# HUS

Enteropathisches HUS

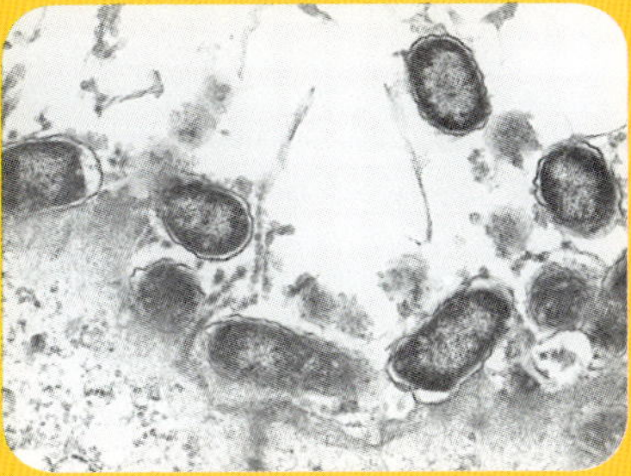

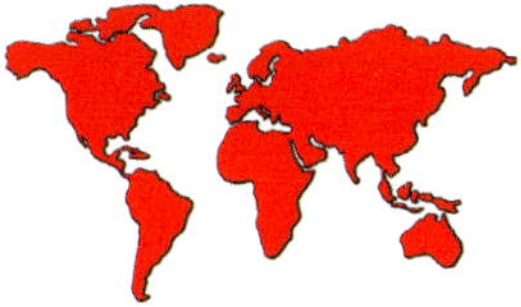

**Abb. E2** Enterohämorrhagische E. coli verursachen neben einer Enteritis u. U. das HUS. [G261]

## Definition

Das enteropathische hämolytisch-urämische Syndrom (HUS) ist eine postinfektiöse Komplikation (toxinbedingte Folgeerkrankung) einer Infektion mit EHEC (enterohämorrhagische E. coli-Stämme). Sie kann zu schweren Nierenschäden führen.

## IfSG

- § 6: Meldepflicht bei Verdacht, Erkrankung und Tod
- § 7(1): Erregernennung, namentliche Meldung durch Labors
- § 8: Meldepflicht für Ärzte und Heilpraktiker
- § 24: Behandlungsverbot für Heilpraktiker
- § 34(1): Erkrankte dürfen Gemeinschaftseinrichtungen nicht besuchen
- § 34(2): Ausscheider dürfen Gemeinschaftseinrichtungen nur mit Genehmigung besuchen
- § 42: Verbote im Umgang mit Lebensmitteln

## Erreger/Immunität

- Erreger: EHEC (enterohämorrhagische E. coli-Stämme)
- Err.-typ: Bakterien
- Err.-res: Mensch, Rind, Schaf, Ziege
- Nachweis: Toxin im Stuhl, LPS-Antikörper
- ÜW: fäkal-oral, Tierprodukte, Wasser, Tröpfcheninfektion
- IZ: Ⓣ 1–5 Tage
- Immunität: –
- Impfung: –

# HUS
## Enteropathisches HUS



### Symptome

- Prodromi: –
- Fieber: –
- Infektionen mit EHEC verlaufen meist als gewöhnliche Enteritis:
  - Ü/EB
  - Diarrhö (selten blutig-wässrig)
  - Evtl. leichtes Fieber
- In ca. 10 % d. F. entwickelt sich ein hämolytisch-urämisches Syndrom (HUS):
  - Hämolytische Anämie
  - Oligurie oder Anurie, Urämie, Hypertonie
  - Thrombopenie
  - Meist blutige Diarrhö
  - Krampfanfälle

### Komplikationen

- Irreversible Nierenschäden mit Dialysepflicht
- Neurologische Symptome
- Pankreatitis
- Myokardschäden

### Therapie

- Symptomatisch
- Flüssigkeitszufuhr
- Elektrolytgabe

### Lernhinweise

- Pathogen wirken nicht die Erreger selbst, sondern deren Toxine.
- Betroffen sind v. a. Kleinkinder, aber auch ältere Heimbewohner.
- Seit 2012 werden jährlich rund 70 Fälle gemeldet, 2011 hatte es v. a. in Norddeutschland eine Epidemie mit über 800 gemeldeten Fällen und 35 Toten gegeben. Die Erkrankung wurde über infizierte Sprossen übertragen.

# Salmonellose



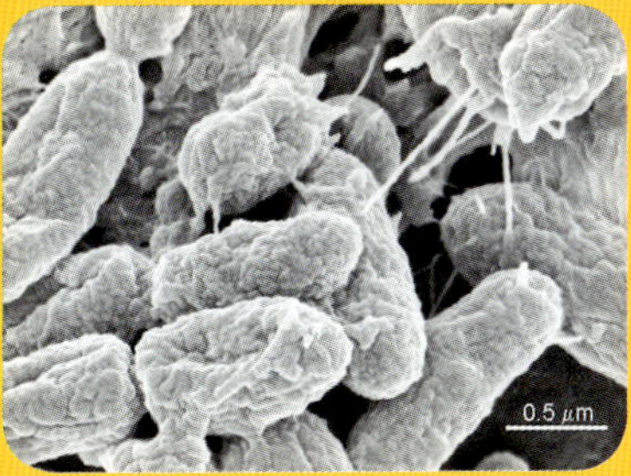


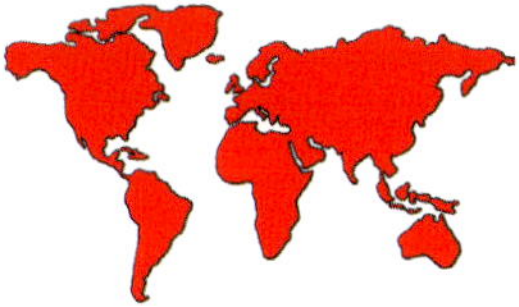

Abb. E3 Salmonellen sind gramnegative Stäbchenbakterien. [F645]

## Definition

Die Salmonellose ist ein häufiger Spezialfall der infektiösen Gastroenteritis mit bis zu 20 Entleerungen pro Tag.

## IfSG

- § 6: Meldepflicht bei Verdacht, Erkrankung und Tod **(nur bei Epidemieverdacht/ Personen aus Lebensmittelgewerbe [§ 42])**
- § 7(1): Erregernennung, namentliche Meldung durch Labors
- § 8: Meldepflicht für Ärzte und Heilpraktiker **(nur bei Epidemieverdacht/Personen aus Lebensmittelgewerbe [§ 42])**
- § 24: Behandlungsverbot für Heilpraktiker
- § 34(1): Erkrankte dürfen Gemeinschaftseinrichtungen nicht besuchen
- § 42: Verbote im Umgang mit Lebensmitteln

## Erreger/Immunität

- Erreger: diverse Salmonellenarten
- Err.-typ: gramnegative Bakterien
- Err.-res: Mensch, Geflügel, Eier
- Nachweis: Erreger in Blut, Stuhl, Erbrochenem
- ÜW: Verzehr von befallenen Lebensmitteln, fäkal-oral
- IZ: Ⓢ Ⓣ Stunden bis wenige Tage
- Immunität: –
- Impfung: –

# Salmonellose



## Symptome

- Prodromi: –
- Fieber: 38–40 °C
- Grippeähnliche Begleitsymptome
- Ü/EB
- Durchfälle mit 15–20 Entleerungen/Tag
- Bauchschmerzen
- Mesenteriale LK ↑
- Pseudoappendizitis

## Komplikationen

- Exsikkose
- Sepsis
- Gallenblasenentzündung

## Therapie

- Symptomatisch
- Antibiotika

## Lernhinweise

- Eine Meldepflicht besteht nur, wenn zwei oder mehr Fälle auftreten, bei denen ein Zusammenhang vermutet wird oder bei Menschen, die im Lebensmittelgewerbe tätig sind (§ 42) und beruflich Kontakt mit Lebensmitteln haben.
- In den meisten Fällen verläuft die Erkrankung komplikationslos und heilt innerhalb weniger Stunden/Tage aus.
- Dauerausscheidertum über Besiedelung der Gallenblase ist möglich.
- Die Salmonellose ist eine häufige Begleiterkrankung bei Immunschwäche, speziell bei AIDS.
- Es sind rund 2.500 verschiedene Salmonellenarten bekannt.

# Echinokokkose
Hunde- oder Fuchsbandwurm



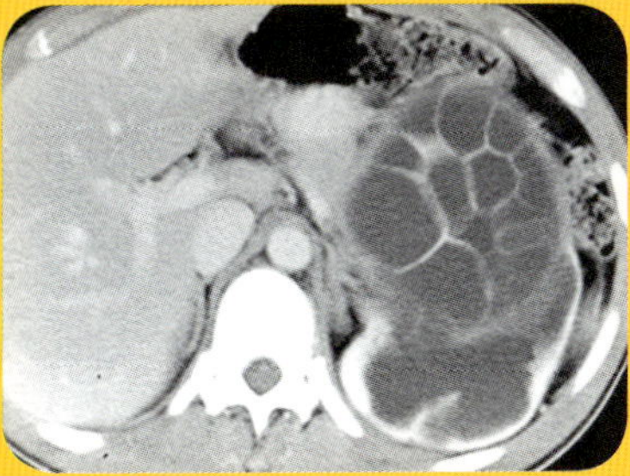

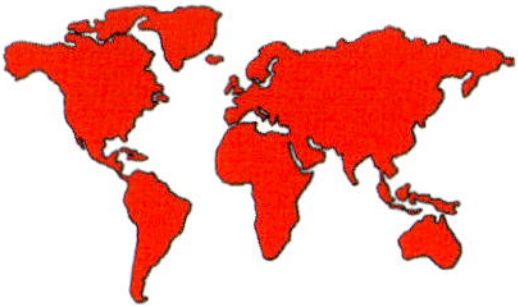

**Abb. E4** Viele kleine Leberzysten bei Fuchsbandwurmbefall (CT-Bild). [E393]

## Definition

Unter Echinokokkose versteht man den Bandwurmbefall mit dem Hunde- oder Fuchsbandwurm nach Pilz- oder Beerenmahlzeiten mit Zystenbildung. Vor allem der Fuchsbandwurmbefall hat eine hohe Letalität.

## IfSG

- § 7(3): Erregernennung, nichtnamentliche Meldung durch Labors
- § 15(3): Meldepflicht in einigen Bundesländern bei Erkrankung und Tod (2014: Sachsen)
- § 24: Behandlungsverbot für Heilpraktiker

## Erreger/Immunität

- Erreger: Echinococcus multilocularis (Fuchsbandwurm), Echinococcus granulosus (Hundebandwurm)
- Err.-typ: Bandwürmer
- Err.-res: Fuchs, Hund, Katze u. a.
- Nachweis: Antikörper, Sonografie
- ÜW: Lebensmittel, speziell Waldfrüchte, Pilze, Wasser
- IZ: Ⓙ 5–20 Jahre
- Immunität: –
- Impfung: –

# Echinokokkose
BHunde- oder Fuchsbandwurm



## Symptome

- Prodromi: –
- Fieber: –
- **Zystische Echinokokkose (E. granulosus, Hundebandwurm):**
  - Befällt meist die Leber, seltener Lunge oder Milz
  - Bildung einer großen, flüssigkeitsgefüllten Zyste
- **Alveoläre Echinikkokose (E. multilocularis, Fuchsbandwurm):**
  - Befällt die Leber
  - Bildung vieler kleiner Zysten
- Unspezifische Oberbauchbeschwerden
- Appetitlosigkeit
- Evtl. Ü/EB
- Hepatomegalie
- Evtl. Brustschmerzen
- Husten, selten blutiger Auswurf

## Komplikationen

- Zystische Echinokokkose:
  - Zystenruptur mit anaphylaktischem Schock
  - Neurologische Symptome
- Alveoläre Echinokokkose:
  - Leberzirrhose
  - Abszessbildung

## Therapie

- Operative Entfernung der Zysten
- Anthelminthika

## Lernhinweise

- Der Hundebandwurm ist weltweit verbreitet, v. a. in den Mittelmeerländern. Die Letalität liegt unter 5 %.
- Der Fuchsbandwurm ist in Süddeutschland, der Nordschweiz und Ostfrankreich verbreitet. Die Letalität liegt über 90 %.
- Von 2012 bis 2017 wurden jährlich in Deutschland ca. 70 Fälle von Hundebandwurm und ca. 30 Fälle von Fuchsbandwurm gemeldet. Insbesondere die Meldezahlen von Fuchsbandwurm nehmen seit 2001 zu.

**Malaria**
Wechselfieber

Fiebererkrankungen **F1**

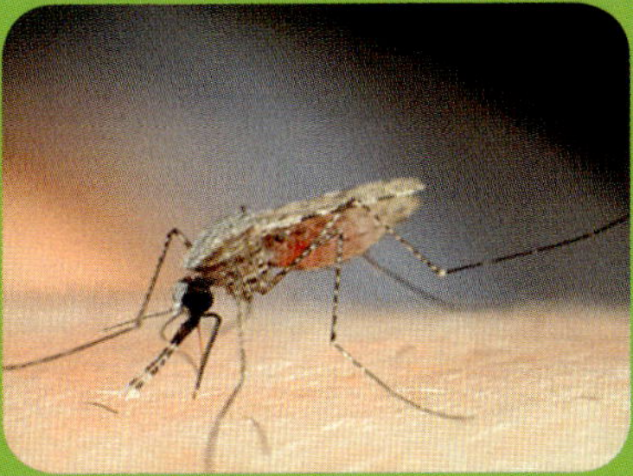

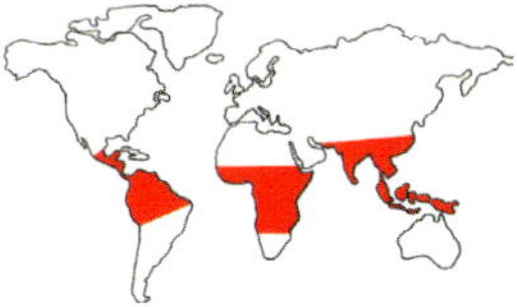

**Abb. F1** Die weibliche Anophelesmücke überträgt bei ihrem Stich die Erreger. [U136]

## Definition

Syn. Sumpffieber. Weltweit ist Malaria die häufigste Infektionskrankheit mit typischen Fieberintervallen.

## IfSG

- § 7(3): Erregernennung, nichtnamentliche Meldung durch Labors
- § 15(3): Meldepflicht in einigen Bundesländern bei Erkrankung und Tod (2014: Sachsen)
- § 24: Behandlungsverbot für Heilpraktiker

## Erreger/Immunität

- Erreger: Plasmodium vivax, ovale, malariae, falciparum
- Err.-typ: Protozoen
- Err.-res: Mensch
- Nachweis: Erreger im Blut („dicker Tropfen")
- ÜW: weibliche Anophelesmücke
- IZ: Ⓦ 1–6 Wochen (evtl. länger)
- Immunität: teilweise
- Impfung: –

# Malaria
Wechselfieber



## Symptome

- Prodromi: grippeähnlich, evtl. Ü/EB
- Fieber: bis 41 °C (F. recurrens)
- **Prodromalstadium:**
  - Akute, grippeähnliche Symptome mit Fieber
  - Evtl. E/ÜB, Diarrhö
- **Fieberverläufe:** hoher Fieberanstieg mit Schüttelfrost, Schweißausbrüchen und Fieberabfall innerhalb weniger Stunden
  - Malaria tertiana: alle 3 Tage Fieber
  - Malaria quartana: alle 4 Tage Fieber
  - Malaria tropica: unregelmäßig hohes Fieber, remittierend oder Kontinua
- Splenomegalie
- Hämolytische Anämie mit Ikterus (die Erreger befallen die Erythrozyten und bringen diese zum Platzen)

## Komplikationen

- Schwarzwasserfieber (starke Hämolyse mit schwarzem Urin)
- Nephrotisches Syndrom
- Milzruptur
- Koma

## Therapie

- Chemotherapeutika
- Symptomatisch

## Lernhinweise

- Eine Chemoprophylaxe ist möglich.
- Malaria tertiana und Malaria quartana haben eine gute Prognose, machen zusammen rund 25 % der Infektionen aus.
- Malaria tropica (75 % d. F.) hat unbehandelt eine hohe Letalität. Komplikationen sind an allen Organen möglich.
- In Deutschland wurden 2014 und 2015 jeweils rund 1.000 Fälle gemeldet – eine deutliche Zunahme gegenüber den Vorjahren. Seitdem ist die Zahl leicht zurückgegangen.
- Rund 90 % der Erkrankungen werden in Afrika erworben.

# Fleckfieber
Flecktyphus

Fiebererkrankungen **F2**

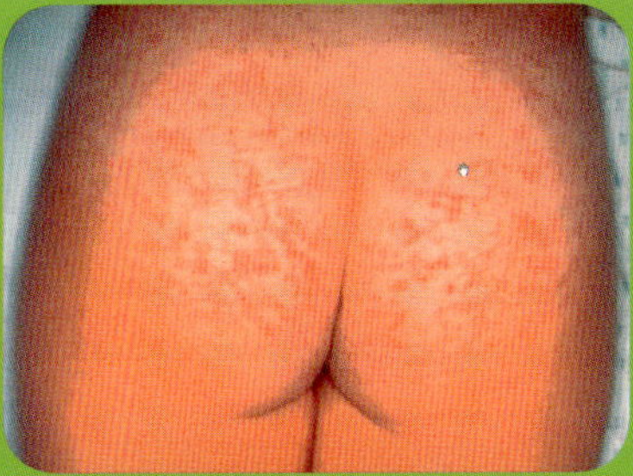

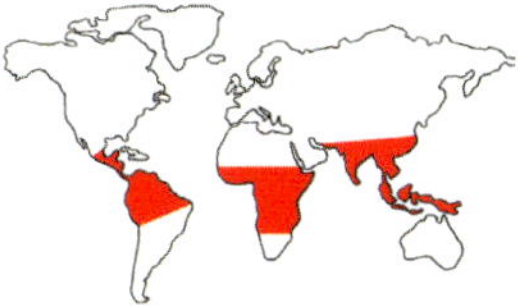

**Abb. F2** Roseolenartiges Exanthem. [E478]

## Definition

Syn. Läusefleckfieber, Läusetyphus, Typhus exanthematicus, Petechialtyphus, Flohbisskrankheit, Faulfieber, Brill-Zinsser-Krankheit. Die Fiebererkrankung wird durch Kleiderläuse übertragen und geht mit typischen roseolenartigen Hauterscheinungen einher.

## IfSG

- § 7(1): Erregernennung, namentliche Meldung durch Labors
- § 15(3): Meldepflicht in einigen Bundesländern bei Erkrankung und Tod (2014: Sachsen)
- § 24: Behandlungsverbot für Heilpraktiker

## Erreger/Immunität

- Erreger: Rickettsia prowazekii
- Err.-typ: gramnegative Bakterien
- Err.-res: Mensch
- Nachweis: Antikörper im Blut, Erreger in Gewebeproben
- ÜW: Läusekot perkutan, selten aerogen
- IZ: Ⓦ 1–2 Wochen
- Immunität: langjährig
- Impfung: aktiv

# Fleckfieber

Flecktyphus



## Symptome

- Prodromi: –
- Fieber: ca. 2 Wochen Kontinuafieber
- Plötzliches Fieber mit Schüttelfrost
- Starke Kopfschmerzen
- Muskelschmerzen
- Gesicht gerötet und gedunsen
- Entzündung der oberen Atemwege
- Juckreiz und blau-schwarze Färbung an Läusebissstelle
- Nach 4–6 Tagen Roseolen am Rumpf und in der Achselhöhle
- Gesicht, Handflächen und Fußsohlen ohne Ausschlag
- Anhaltendes Fieber
- Enzephalitis, Meninigitis

## Komplikationen

- Thrombenbildung
- Herzversagen
- Nierenversagen
- Hepatitis
- Pneumonie
- Rezidiv

## Therapie

- Antibiotika
- Symptomatisch

## Lernhinweise

- Die Übertragung erfolgt durch Inhalation oder Einschmieren von Läusekot in die Stichöffnung.
- Nach Jahrzehnten ist ein erneutes Auftreten in schwächerer Form möglich (Brill-Zinsser-Krankheit).
- 2016 und 2017 wurde in Deutschland jeweils ein Fall gemeldet. Die letzte Erkrankung davor wurde 2003 bekannt. Alle bekannten Infektionen werden im Ausland erworben.

## Virusbedingtes hämorrhagisches Fieber (VHF)



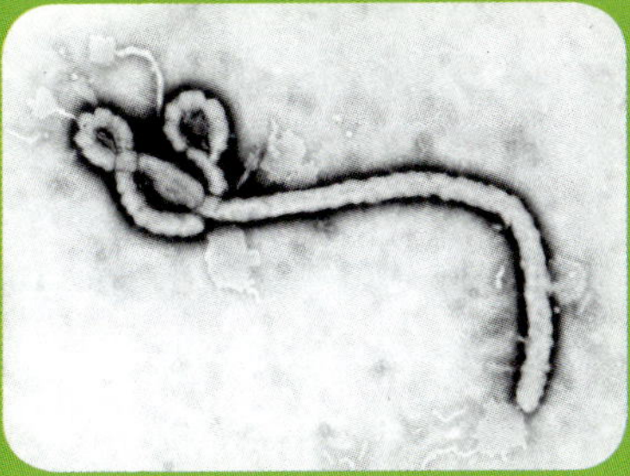

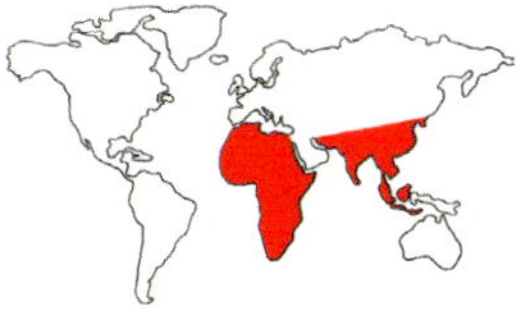

**Abb. F3** Ebola-Virus. [E673]

### Definition

Tropische Viruserkrankungen mit Haut- und Organeinblutungen. Dazu zählen u. a. Ebola-, Lassa-, Marburg-, Hanta-, Dengue-, Krim-Kongo-, Chikungunya-, West-Nil-, Zika-, sonstige Arbovirusfieber und Gelbfieber (› Karte F4).

### IfSG

- § 6: Meldepflicht bei Verdacht, Erkrankung und Tod
- § 7(1): Erregernennung, namentliche Meldung durch Labors
- § 8: Meldepflicht für Ärzte und Heilpraktiker
- § 24: Behandlungsverbot für Heilpraktiker
- § 30: Erkrankte werden unter Quarantäne gestellt
- § 34(1): Erkrankte dürfen Gemeinschaftseinrichtungen nicht besuchen

### Erreger/Immunität

- Erreger: diverse Viren
- Err.-typ: Viren
- Err.-res: Mensch, Tiere (z. B. Affen)
- Nachweis: Erreger, Antikörper in Speziallabors
- ÜW: Kontakt, Kot, Urin, Mücken
- IZ: Ⓣ Ⓦ Tage bis Wochen
- Immunität: abhängig vom Erreger
- Impfung: bisher nur Gelbfieber aktiv

## Virusbedingtes hämorrhagisches Fieber (VHF)



### Symptome

- Prodromi: evtl. grippeähnlich
- Fieber: plötzlicher Fieberanstieg bis 40 °C
- Schüttelfrost
- Kopf-, Glieder-, Muskelschmerzen
- Hämorrhagische Diathese: Haut-, Schleimhauteinblutungen
- Ü/EB
- Blutige Durchfälle
- Schweres Krankheitsgefühl
- LK generalisiert ↑
- Exantheme
- Enzephalitische Symptome

### Komplikationen

- Multiorganversagen
- Schock
- Organeinblutungen → hohe Letalität

### Therapie

Symptomatisch

### Lernhinweise

- Oft verlaufen die Erkrankungen letal.
- **Beispiele wichtiger Fieber mit Wirt:**
  - Marburg-Fieber (1967, Marburg): Affen
  - Chikungunya (Afrika, Brasilien): Affen, Nagetiere
  - Ebola-Fieber (1976, Sudan): Affen u. a.
  - Lassa-Fieber (1969, Nigeria): Ratten
- 2014 wurden 162 Fälle von Chikungunya-Fieber gemeldet, seitdem ist die Zahl der Erkrankungen wieder rückläufig. 2017 wurden 33 Fälle gemeldet.
- Fast 80 % der Infektionen werden aus asiatischen Ländern eingeschleppt.

# Gelbfieber

Schwarzes Erbrechen

Fiebererkrankungen **F4**

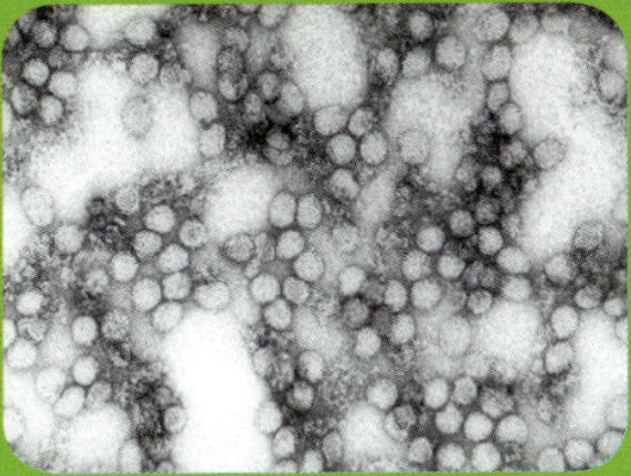

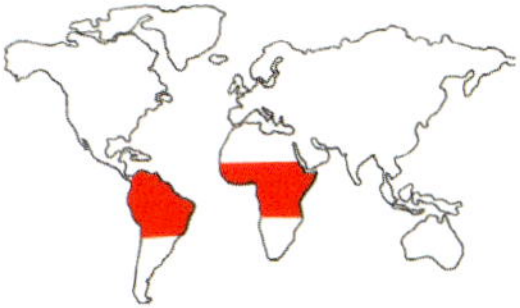

**Abb. F4** Das Gelbfiebervirus wird durch Mücken übertragen. [J794]

## Definition

Gelbfieber ist eine Tropenkrankheit mit hohem, zweigipfligem Fieberverlauf.

## IfSG

- § 6: Meldepflicht bei Verdacht, Erkrankung und Tod
- § 7(1): Erregernennung, namentliche Meldung durch Labors
- § 8: Meldepflicht für Ärzte und Heilpraktiker
- § 24: Behandlungsverbot für Heilpraktiker
- § 30: Erkrankte werden unter Quarantäne gestellt
- § 34(1): Erkrankte dürfen Gemeinschaftseinrichtungen nicht besuchen

## Erreger/Immunität

- Erreger: Gelbfiebervirus
- Err.-typ: Viren
- Err.-res: Affe, Mensch
- Nachweis: Erreger, Antikörper im Blut
- ÜW: Stechmücke
- IZ: Ⓣ 3–6 Tage
- Immunität: lebenslang
- Impfung: aktiv

# Gelbfieber

Schwarzes Erbrechen



## Symptome

- Prodromi: plötzlich hohes Fieber, starkes Krankheitsgefühl
- Fieber: 39–40 °C
- **Prodromalstadium** (3–4 Tage):
  - Akut hohes Fieber
  - Schüttelfrost
  - Kopfschmerzen
  - Myalgien
  - Ü/EB
  - Nasenbluten
- **Latenzintervall** (1–2 Tage):
  - Fieberfreies Intervall
  - In ca. 80 % d. F. kommt es hier zur Ausheilung.
- **Organstadium** (1–2 Wochen):
  - 2. Fiebergipfel (Dromedartyp)
  - Hepatitis mit Ikterus → GOT ↑, GPT ↑
  - Blutungen in Haut und Schleimhäuten
  - Blutiges Erbrechen (schwarzes, kaffeesatzartiges Erbrechen)
  - Blut in Stuhl und Urin
  - Störung der Nierenfunktion
  - Enzephalopathien

## Komplikationen

- Herz-Kreislauf-Versagen
- Leberversagen
- Nierenversagen

## Therapie

- Symptomatisch
- Evtl. Bluttransfusionen

## Lernhinweise

- Der Tod ist nach wenigen Tagen möglich: Wer die Sonne des 10. Tages erblickt, ist gerettet.
- Die Letalität liegt bei ca. 20 %.
- Gelbfieber gehört zu den virusbedingten hämorrhagischen Fiebererkrankungen (› Karte F3); die Meldepflicht nach § 6 IfSG gilt daher hier auch.
- Von 2001 bis 2017 wurden in Deutschland keine Fälle gemeldet.
- Die Erkrankung ist im tropischen Afrika und Südamerika endemisch verbreitet. In vielen Ländern besteht Impfpflicht.

# FSME

Frühsommermeningoenzephalitis

Enzephalopathien **G1**

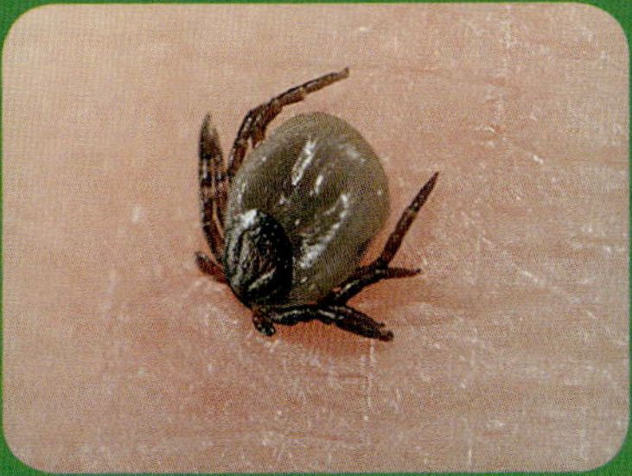

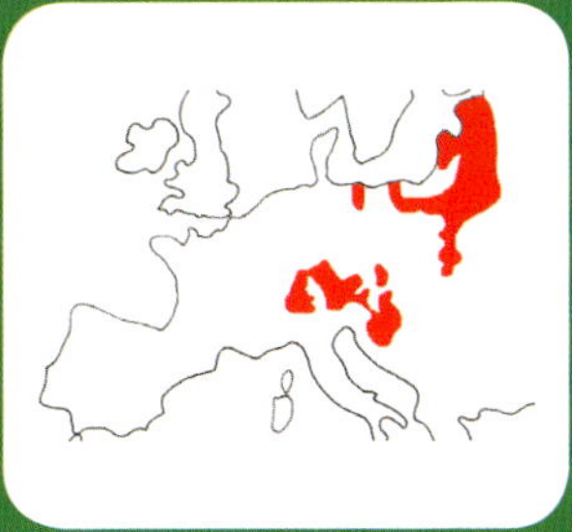

**Abb. G1** Zecken übertragen u. a. das FSME-Virus. [J787]

## Definition

Die FSME ist eine in Deutschland v. a. in Süddeutschland durch Zeckenbiss übertragene Erkrankung, die besonders die Hirnhäute und das Gehirn befällt. Es kommt sowohl zu meningealen Reizzeichen als auch zu Ausfallserscheinungen.

## IfSG

- § 7(1): Erregernennung, namentliche Meldung durch Labors
- § 24: Behandlungsverbot für Heilpraktiker

## Erreger/Immunität

- Erreger: FSME-Virus
- Err.-typ: Viren
- Err.-res: Nager, Wild, Schaf, Rind
- Nachweis: Antikörper in Blut, Liquor
- ÜW: Zeckenbiss
- IZ: Ⓦ 1–3 Wochen
- Immunität: lebenslang
- Impfung: aktiv, passiv (nicht simultan nach Zeckenbiss)

## FSME
Frühsommermeningoenzephalitis



### Symptome

- Prodromi: grippale Symptome
- Fieber: zweigipfliger Verlauf
- **Prodromalstadium** (ca. 3–5 Tage):
  - Unspezifisches Krankheitsgefühl (Sommergrippe) mit Fieber bis 38 °C
  - Kopf-, Glieder-, Muskelschmerzen
- **Fieberfreies Intervall** (ca. 7 Tage)
- **Organstadium** (nur in ca. 10 % d. F.):
  - Erneuter Fieberanstieg bis 40 °C
  - Meningoenzephalitis mit Meningismuszeichen: starke Kopfschmerzen, Nackensteifigkeit
  - Ü/EB
  - Evtl. Krämpfe, Lähmungen
  - Bewusstseinsstörungen, Koma
  - Verlauf über Monate möglich
  - Oft völlige Ausheilung

### Komplikationen

- Schock
- Sepsis
- Koma
- Lähmungen

### Therapie

Symptomatisch

### Lernhinweise

- Die Letalität liegt unter 1 %.
- Infizierte Zecken kommen besonders in Waldgebieten in Süddeutschland, Österreich und im Baltikum vor.
- Nach Aufenthalt in Wiesen und Wäldern den gesamten Körper sorgfältig nach Zecken absuchen und diese ggf. mit einer Zeckenzange entfernen.
- Nur wenige von einer infizierten Zecke Gestochene erkranken letztlich.
- Die STIKO empfiehlt eine FSME-Imfung für Personen, die in Risikogebieten zeckenexponiert sind.

# Humane spongiforme Enzephalopathien (HSE)



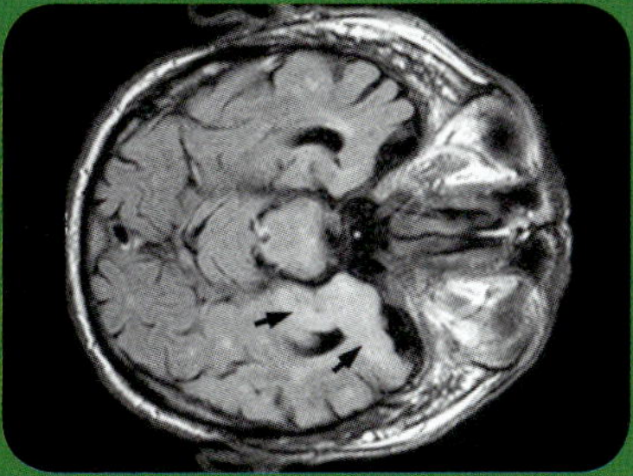

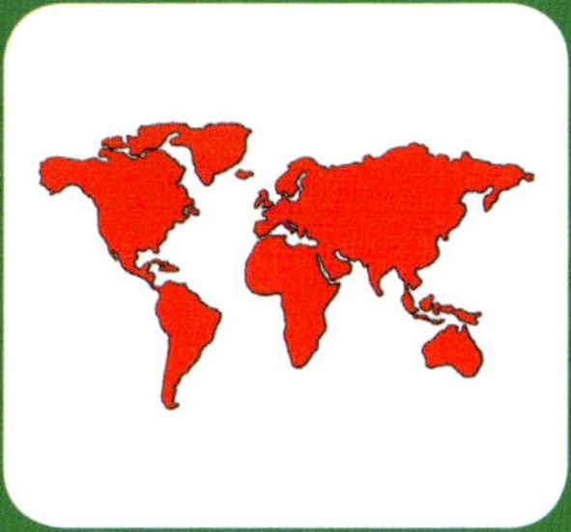

**Abb. G2** Schwammartige, nichtentzündliche Degeneration des Gehirns (CT-Befund). [F651]

## Definition

Syn. Creutzfeld-Jakob-Erkrankung (CJK), transmissible spongiforme Enzephalopathien. Pathogene Eiweißteilchen (Prionen) führen zur Hirndegeneration. Man unterscheidet die „klassische CJK" von der „Variante CJK", die vom Rind übertragen wird.

## IfSG

- § 6: Meldepflicht bei Verdacht, Erkrankung und Tod **(übertragbare Arten)**
- § 8: Meldepflicht für Ärzte und Heilpraktiker **(übertragbare Arten)**
- § 24: Behandlungsverbot für Heilpraktiker

## Erreger/Immunität

- Erreger: Prionen
- Err.-typ: pathogene Eiweißpartikel
- Err.-res: Mensch, Rind
- Nachweis: Liquor, Biopsie
- ÜW: kontaminiertes Gewebe, Fleisch, angeboren, kontaminierte Operationsinstrumente, Hornhaut-Transplantation
- IZ: Ⓜ Ⓙ Monate bis Jahre
- Immunität: –
- Impfung: –

# Humane spongiforme Enzephalopathien (HSE)



## Symptome

- Prodromi: psychische Labilität
- Fieber: –
- **Prodromalstadium:**
  - Schlaflosigkeit
  - Konzentrationsschwierigkeiten
  - Reizbarkeit
- **Erkrankungsstadium:**
  - Verwirrtheit
  - Psychische Veränderungen
  - Sprachstörungen
  - Funktionsstörungen des Kleinhirns: Gang-, Gleichgewichtsstörungen, Schwindel
  - Sehstörungen
  - Fortschreitende Demenz
  - Spastische Lähmungen
  - Kachexie

## Komplikationen

- Gedächtnisverlust
- Persönlichkeitsverlust
- Lähmungen

## Therapie

Symptomatisch

## Lernhinweise

- Der Tod tritt meist innerhalb von 2 Jahren ein.
- 2017 wurden in Deutschland 72 Fälle der sporadischen Form der Erkrankung gemeldet. Die Fallzahlen sinken seit 2011. Für die vCJK lag in Deutschland noch keine Meldung vor, in Großbritannien wurden bisher knapp 200 Fälle gemeldet.
- Die sporadische Form betrifft v. a. ältere Patienten und ist – außer bei direktem Gehirnkontakt – nicht ansteckend. Die v. a. in Großbritannien aufgetretene Variante der Erkrankung wird vermutlich über infizierte Nahrungsmittel (Rindfleisch → BSE) übertragen.

# Meningitis, Enzephalitis



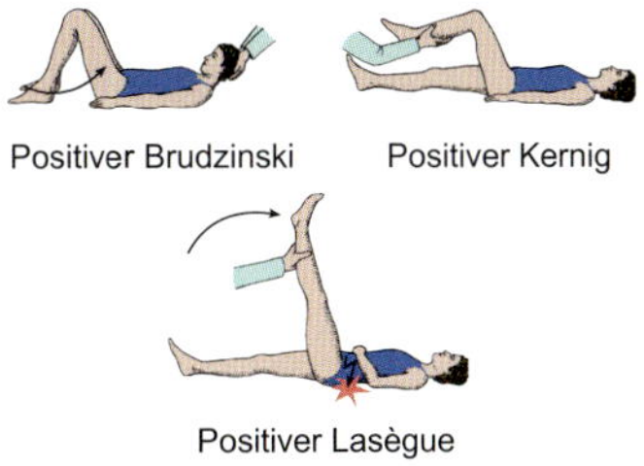


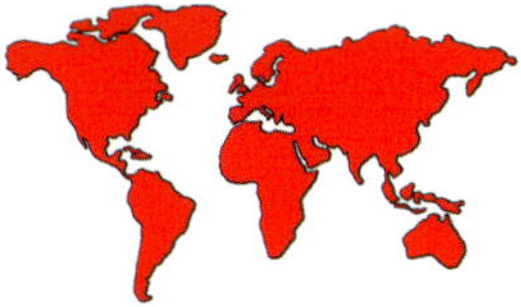

**Abb. G3** Meningismuszeichen. [L190]

## Definition

Eine Meningitis ist eine lebensbedrohliche Entzündung der Hirnhäute, eine Enzephalitis die Entzündung des Gehirngewebes. Bei Befall der Meningen kommt es zu den typischen meningealen Reizzeichen. Eine Enzephalitis ist v. a. durch eine Schädigung des Gehirns mit Lähmungen oder Krämpfen gekennzeichnet.

## IfSG

- § 6: Meldepflicht bei Verdacht, Erkrankung und Tod **(bei Meningokokken)**
- § 7(1): Erregernennung **(bei Meningokokken, FSME, HiB),** Bornavirus bei direktem Nachweis
- § 8: Meldepflicht für Ärzte und Heilpraktiker **(bei Meningokokken)**
- § 15(3): Meldepflicht in einigen Bundesländern bei Erkrankung und Tod
- § 24: Behandlungsverbot für Heilpraktiker
- § 34(1): Erkrankte dürfen Gemeinschaftseinrichtungen nicht besuchen **(bei Meningokokken, HiB)**

## Erreger/Immunität

- Erreger: Meningokokken (Neisseria meningitides), humanpathogenes Bornavirus und viele andere
- Err.-typ: Bakterien, Viren u. a.
- Err.-res: Mensch
- Nachweis: Antikörper im Blut, Erreger im Liquor
- ÜW: Tröpfcheninfektion, endogene Infektion
- IZ: Ⓣ wenige Tage
- Immunität: –
- Impfung: aktiv (Meningokokken)

## Symptome

- Prodromi: –
- Fieber: 39–40 °C, evtl. Schüttelfrost
- Akuter Beginn mit hohem Fieber
- Starke Kopfschmerzen
- Ü/EB
- Licht-, Geräuschempfindlichkeit
- Benommenheit, Bewusstseinstrübung
- Krampfanfälle
- **Meningeale Reizzeichen:**
  - Opisthotonus
  - Nackensteifigkeit
  - Lasègue-, Brudzinski-, Kernigzeichen, Dreifußphänomen positiv

## Komplikationen

- Hirnnervenlähmungen
- Krampfanfälle
- Hirnabszess
- Septischer Schock

## Therapie

- Antibiotika
- Symptomatisch

## Lernhinweise

- Viele Bakterien (Meningokokken, HiB, Pneumokokken, Listerien, Borrelien), Viren, Pilze, Protozoen und Würmer können Auslöser einer Meningitis sein.
- Virale Erkrankungen verlaufen oft leichter als bakterielle.
- Gemeldet werden müssen die Verdachtsfälle bzw. Erkrankungen an Meningokokkenmeningitis sowie neu auch der direkte Nachweis von humanpathogenen Bornaviren.
- 2017 wurden in Deutschland 283 Meningokokken-Infektionen gemeldet. Diese Meldezahl lag leicht unter der Zahl der vorangegangenen Jahre.

# Lyme-Borreliose



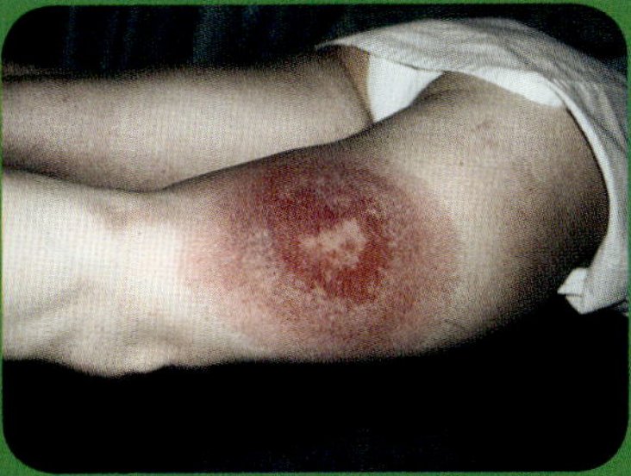

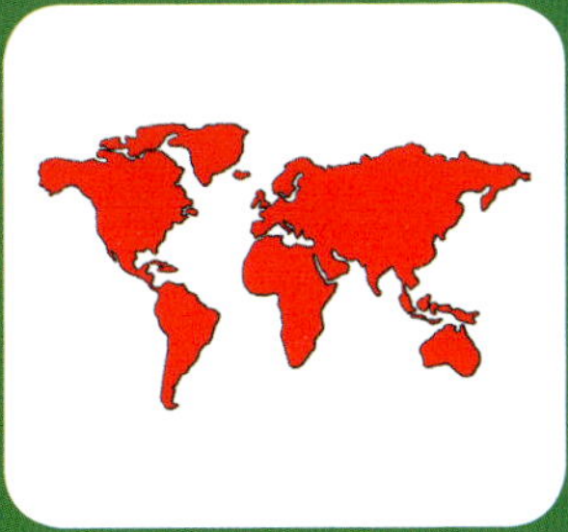

**Abb. G4** Erythema chronicum migrans (Wanderröte). [M123]

## Definition

Die Lyme-Borreliose ist die bedeutendste durch Zecken übertragene Erkrankung. Sie kann sich von der Einstichstelle über die Gelenke bis zum Gehirn ausbreiten (Neuroborreliose).

## IfSG

- § 15(3): Meldepflicht in mehreren Bundesländern bei Erkrankung und Tod **(teilweise nur einzelne Stadien)**
- § 24: Behandlungsverbot für Heilpraktiker (in einigen Bundesländern)

## Erreger/Immunität

- Erreger: Borrelia burgdorferi u. a.
- Err.-typ: Bakterien
- Err.-res: Nager, Wild, Rind, Schwein
- Nachweis: Antikörper im Blut, Liquor
- ÜW: Zeckenbiss
- IZ: Ⓣ Ⓦ Tage bis Wochen
- Immunität: eingeschränkt
- Impfung: –

# Lyme-Borreliose



## Symptome

- Prodromi: –
- Fieber: Fieber in Stadium I
- **Frühstadium** (nach 1–10 Wochen):
  - Erythema migrans (Wanderröte) um die Einstichstelle herum, von der Mitte her später abblassend
  - Kopf-, Gliederschmerzen, Fieber
  - Evtl. LK ↑
- **Spätstadium** (nach Wochen/Monaten):
  - Heftige Schmerzen, Lähmungen und Neuralgien möglich
  - Arthritische Beschwerden (Lyme-Arthritis)
- **Chronisches Stadium** (nach Monaten bis Jahren):
  - Wechselnde Arthritiden
  - Acrodermatitis chronica atrophicans: atrophische, livide Hautveränderungen der Extremitäten
  - Neuroborreliose

## Komplikationen

Enzephalopathie mit Psychosen, Verhaltensstörungen und Wesensveränderungen

## Therapie

- Antibiotika
- Symptomatisch

## Lernhinweise

- Nach Aufenthalt in Wiesen und Wäldern den gesamten Körper sorgfältig nach Zecken absuchen und diese ggf. mit einer Zeckenzange entfernen.
- Bei sofortiger Behandlung besteht eine gute Prognose und Spätstadien werden vermieden.
- Es besteht keine einheitliche Meldepflicht nach § 6 IfSG. Die ostdeutschen Bundesländer, Rheinland-Pfalz, das Saarland und Bayern haben eine Meldepflicht auf Landesebene eingeführt.

## Botulismus
Wurstvergiftung

Erkrankungen mit Lähmungen, Krämpfen **H1**

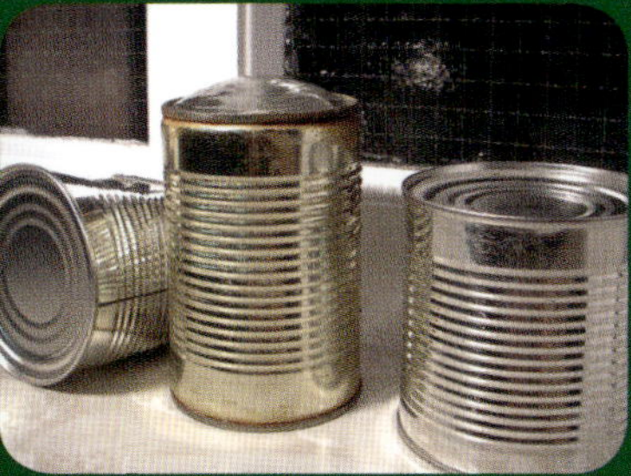

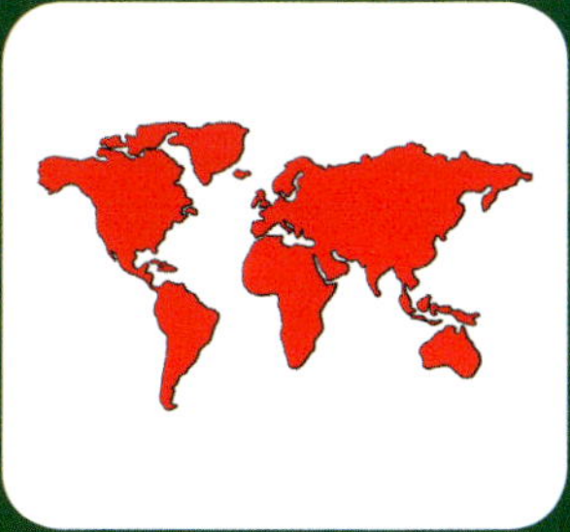

**Abb. H1** Vorsicht ist bei aufgeblähten Konservendosen geboten. [M566]

### Definition

Syn. Fleischvergiftung. Der Botulismus ist eine Infektion mit Toxinen anaerober Bakterien (z. B. aus Konserven) mit Lähmungen bis zur Atemlähmung.

### IfSG

- § 6: Meldepflicht bei Verdacht, Erkrankung und Tod
- § 7(1): Erregernennung, namentliche Meldung durch Labors
- § 8: Meldepflicht für Ärzte und Heilpraktiker
- § 24: Behandlungsverbot für Heilpraktiker

### Erreger/Immunität

- Erreger: Clostridium botulinum
- Err.-typ: grampositive Bakterien
- Err.-res: kontaminierte Konserven
- Nachweis: Toxine in Blut, Lebensmittel
- ÜW: verdorbene konservierte Lebensmittel
- IZ: ⓈⓉ Stunden bis Tage
- Immunität: –
- Impfung: passiv in Form eines Antitoxins bei Erkrankung, keine aktive Impfung zugelassen

## Botulismus
Wurstvergiftung

Erkrankungen mit Lähmungen, Krämpfen **H1**

### Symptome

- Prodromi: Ü/EB, Diarrhö, Sehstörungen
- Fieber: –
- Ü/EB
- Diarrhö
- Kopfschmerzen, Schwindel
- Lähmungserscheinungen an Muskeln von Augen (→ v. a. Doppelt-, verschwommenes Sehen), Zunge (→ Sprachstörungen), Schlund (→ Schluckstörungen), Kehlkopf, Darm
- Allgemeine Muskelschwäche
- Trockene Schleimhäute
- Lange Rekonvaleszenz

### Komplikationen

- Aspirationspneumonie
- Tod durch Atemlähmung oder Herz-Kreislauf-Versagen

### Therapie

- Magen-Darm-Spülung
- Antitoxingabe
- Symptomatisch

### Lernhinweise

- Die Bakterien bilden in anaerober Umgebung Toxine, die nach Aufnahme in den Körper die Freisetzung von Acetylcholin in den Synapsen (Endplatten) hemmen und zu Lähmungen führen.
- Nicht der Erreger, sondern das Toxin wirkt pathogen.
- Säuglingsbotulismus kann durch Honig verursacht werden (selten).
- In Deutschland wurden jährlich durchschnittlich 5 Fälle gemeldet, 2016 kam es zu einer Häufung mit 14 Fällen, die Erkrankten waren überwiegend russischer Herkunft.

## Tetanus
Wundstarrkrampf

Erkrankungen mit Lähmungen, Krämpfen **H2**

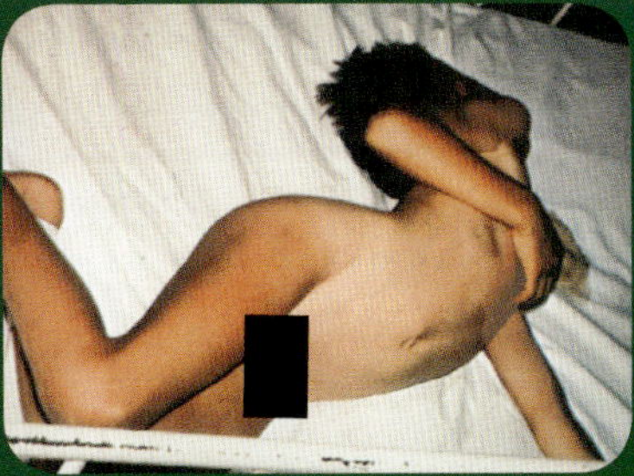

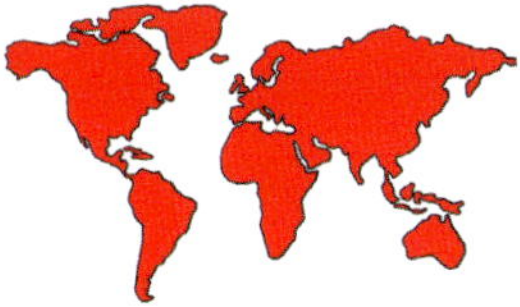

**Abb. H2** Opisthotonus durch Muskelkrämpfe. [E315]

### Definition

Tetanus ist eine bakterielle Wundinfektion, die zu Krämpfen und Muskelsteifigkeit sowie evtl. tödlichem Ausgang führt.

### IfSG

- § 15(3): Meldepflicht in einigen Bundesländern bei Erkrankung und Tod (2014: Sachsen, Thüringen, Mecklenburg-Vorpommern)
- § 24: Behandlungsverbot für Heilpraktiker **(in den Bundesländern, in denen Meldepflicht besteht)**

### Erreger/Immunität

- Erreger: Clostridium tetani (anaerob)
- Err.-typ: grampositive Bakterien
- Err.-res: Darm von Mensch und Tier
- Nachweis: Toxine in Blut, Wunde
- ÜW: infizierte Gegenstände, offene Hautwunden
- IZ: ⓉⓌ 3 Tage bis 4 Wochen
- Immunität: kurzzeitig
- Impfung: aktiv, passiv

# Tetanus
Wundstarrkrampf



## Symptome

- Prodromi: Schmerzen, Unruhe
- Fieber: bis 40 °C möglich
- **Prodromalstadium:**
  - Kopfschmerzen
  - Muskelschmerzen
  - Reizbarkeit, Unruhe
  - Lichtempfindlichkeit
  - Gesteigerte Reflexe
- **Krankheitsstadium:**
  - Muskelstarre
  - Risus sardonicus (hämisches Lachen)
  - Trismus (Kiefersperre)
  - Dysphagie
  - Tonisch-klonische Krämpfe durch optische, akustische oder taktile Reize
  - Opisthotonus
  - Qualvolle Schmerzen
  - Ungetrübtes Bewusstsein
- **Rekonvaleszenz:** evtl. lang andauernd

## Komplikationen

- Muskelrisse
- Knochenbrüche
- Gelenkversteifungen
- Pneumonie
- Tod durch spastische Atemlähmung oder Herz-Kreislauf-Versagen bei voll erhaltenem Bewusstsein

## Therapie

- Antitoxin
- Gründliche chirurgische Wundversorgung
- Antibiotika
- Symptomatisch

## Lernhinweise

- Übertragene Sporen keimen in der anaeroben Wunde zu Bakterien aus, die dann die symptomauslösenden Toxine bilden.
- Seit 2001 besteht in Deutschland keine Meldepflicht mehr für Tetanus, daher ist die Anzahl der Fälle/Jahr unbekannt. In den Jahren davor wurden meist nur wenige Fälle gemeldet.
- Besonders in Ländern mit feucht-warmem Klima und schlechten hygienischen Verhältnissen ist Tetanus eine verbreitete Erkrankung.

## Tollwut
Rabies

Erkrankungen mit Lähmungen, Krämpfen **H3**

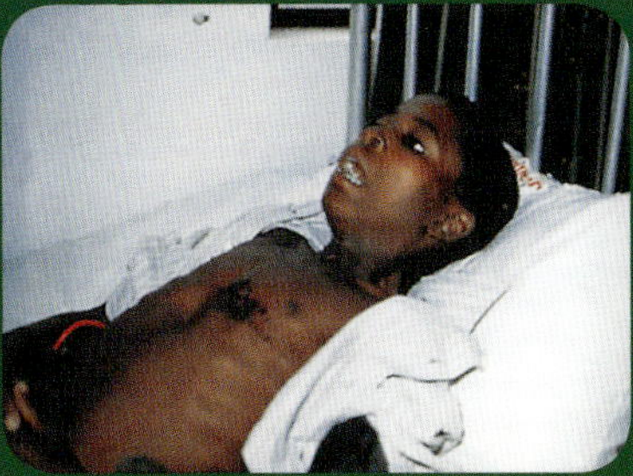

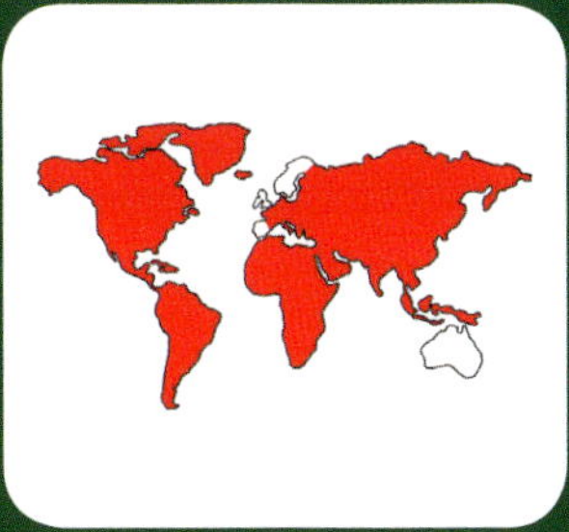

**Abb. H3** Krämpfe von Rumpf und Extremitäten im Erregungsstadium. [G262]

### Definition

Tollwut ist eine seltene, aber fast ausnahmslos tödlich endende Erkrankung des ZNS mit Krämpfen und Lähmungen.

### IfSG

- § 6: Meldepflicht bei Verdacht, Erkrankung und Tod
- § 7(1): Erregernennung, namentliche Meldung durch Labors
- § 8: Meldepflicht für Ärzte und Heilpraktiker
- § 24: Behandlungsverbot für Heilpraktiker

### Erreger/Immunität

- Erreger: Rabiesvirus
- Err.-typ: Viren
- Err.-res: Wirbeltiere
- Nachweis: Erreger bzw. Antigen in Epithelzellen der Kornea, Speichel, Liquor, Tierversuch
- ÜW: Biss-, Kratzwunden, Speichel
- IZ: Ⓜ 1–3 Monate
- Immunität: –
- Impfung: aktiv, passiv

# Tollwut

Rabies



## Symptome

- Prodromi: Juckreiz, Fieber, Kopfschmerzen, Depressionen
- Fieber: bis 42 °C
- **Prodromalstadium** (2–4 Tage):
  - Juckende Bisswunde
  - Ü/EB
  - Depressive Verstimmung
- **Erregungsstadium** (wilde Wut, 3–5 Tage):
  - Reizbarkeit, motorische Unruhe
  - Schluckbeschwerden
  - Krämpfe: Rachen-, Atemmuskulatur, Rumpf und Extremitäten
  - Hydrophobie: heftige Krämpfe der Schlund-, Kehlkopf- und Atemmuskulatur beim Trinken, bloßen Anblick von Wasser oder akustischer Wahrnehmung von Trinkbarem
  - Exsikkose
  - Speichelfluss
  - Sehr hohes Fieber
  - Rasende Wut mit Schreien und Toben
- **Lähmungsstadium** (stille Wut):
  - Tritt nur in manchen Fällen auf
  - Rasch zunehmende Lähmungserscheinungen, v. a. der Hirnnerven
  - Zunehmende Benommenheit bis zum Koma

## Komplikationen

- Koma
- Tod
  - Ersticken bei wilder Wut
  - Atem- oder Herzstillstand bei stiller Wut

## Therapie

- Postexpositionsprophylaxe (PEP): Serie von Tollwutschutzimpfungen, die den sonst fast immer tödlichen Verlauf verhindern soll; wichtig ist der sofortige Behandlungsbeginn (Tag 0)
- Symptomatisch

## Lernhinweise

- Beim Vollbild ist die Letalität 100 %.
- Die Tollwut ist weltweit mit Ausnahme einiger Inseln, Skandinavien und Spanien verbreitet.
- In Deutschland kommt es kaum zu Neuinfektionen wegen flächendeckender Impfung der Tiere über Fraßköder. Zwischen 2001 bis 2017 gab es 6 Fälle.
- Es sind vereinzelt Fälle bekannt geworden, in denen Tollwut durch Fledermäuse übertragen wurde.

## Poliomyelitis
Spinale Kinderlähmung

Erkrankungen mit Lähmungen, Krämpfen **H4**

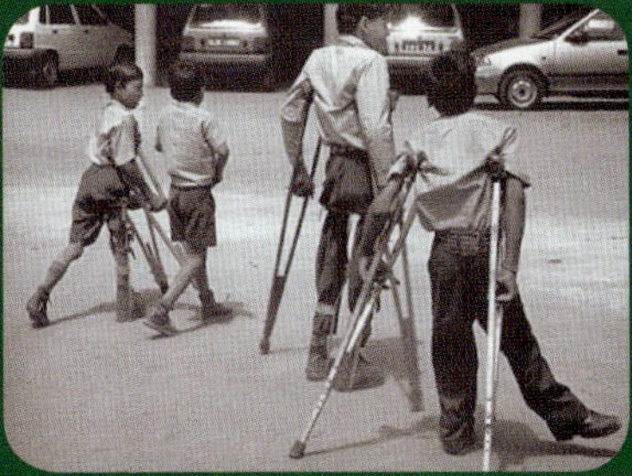

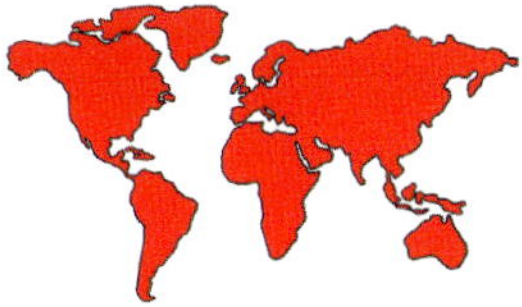

**Abb. H4** Schlaffe Lähmungen von Beinen, Armen und Rumpf. [G263]

### Definition

Syn. Poliomyelitis epidemica. Polio ist eine in Deutschland sehr seltene Erkrankung mit einem Verlauf in 5 Stadien. Neben grippalen Symptomen bis hin zu meningealen Symptomen kommt es selten (< 1 %) zum paralytischen Verlauf mit Lähmungen besonders an den Beinen.

### IfSG

- § 6: Meldepflicht bei Verdacht, Erkrankung und Tod
- § 7(1): Erregernennung, namentliche Meldung durch Labors
- § 8: Meldepflicht für Ärzte und Heilpraktiker
- § 24: Behandlungsverbot für Heilpraktiker
- § 34(1): Erkrankte dürfen Gemeinschaftseinrichtungen nicht besuchen

### Erreger/Immunität

- Erreger: Poliovirus Typ I, II, III
- Err.-typ: Viren
- Err.-res: Menschen
- Nachweis: Erreger in Blut, Liquor, Stuhl
- ÜW: Kontakt-, Schmier-, Tröpfcheninfektion
- IZ: Ⓦ 1–2 Wochen
- Immunität: erregerspezifisch
- Impfung: aktiv

## Poliomyelitis
Spinale Kinderlähmung



### Symptome

- Prodromi: grippale Symptome
- Fieber: bis 39 °C, zweigipfelig
- **Prodromalstadium** (bis zu 1 Woche):
  - Fieber, grippale Symptome
  - Evtl. Magen-Darm-Symptome (Ü/EB, Diarrhö)
- **Latenzphase** (1–3 Tage): Symptomfreiheit
- **Meningismusstadium** (bis zu 1 Woche):
  - Beginnt mit 2. Fiebergipfel
  - Meningismuszeichen: Kopfschmerzen, Nackensteifigkeit, Erbrechen, Hyperreflexie
- **Paralytisches Stadium** (0,5–1 % d. F.):
  - Schlaffe Lähmung v. a. an Beinen, Armen und Rumpf
  - Lähmungen kommen teilweise über Nacht („Morgenlähmung")
- **Rekonvaleszenz** (bis zu 2 Jahre): Rückbildung der Lähmungen

### Komplikationen

- Muskelschwäche
- Lähmungen
- Tod durch Atemlähmung

### Therapie

- Symptomatisch
- Später Physiotherapie
- Orthopädische Nachbehandlung

### Lernhinweise

- Nur ca. 10 % der Infizierten zeigen überhaupt Symptome.
- Seit 1998 erfolgt die aktive Impfung nicht mehr mit dem Lebendimpfstoff (OPV = orale Polio-Vakzine), sondern mit abgetöteten Erregern (IPV = inaktivierte Polio-Vakzine).
- Indien galt jahrelang als Hochburg für Polioerkrankungen, gilt aber durch eine massive Impfkampagne seit 2014 als poliofrei.
- Gehäuft treten Fälle aktuell in Syrien, Afghanistan, Pakistan und Nigeria auf.

# Diphtherie
Halsbräune

Atemwegserkrankungen **I1**

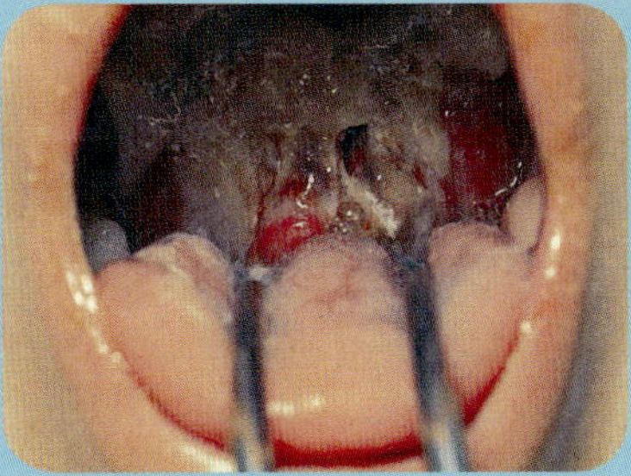

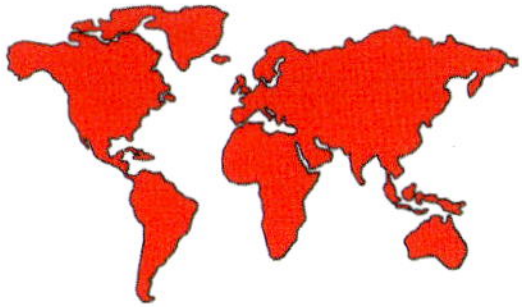

**Abb. I1** Pseudomembranen (abstreifbare Fibrinbeläge). [M451]

## Definition

Diphtherie ist eine akute Erkrankung der Atemwege. Bei Kehlkopfbefall kommt es zum „echten Krupp".

## IfSG

- § 6: Meldepflicht bei Verdacht, Erkrankung und Tod
- § 7(1): Erregernennung, namentliche Meldung durch Labors
- § 8: Meldepflicht für Ärzte und Heilpraktiker
- § 24: Behandlungsverbot für Heilpraktiker
- § 34(1): Erkrankte dürfen Gemeinschaftseinrichtungen nicht besuchen
- § 34(2): Ausscheider dürfen Gemeinschaftseinrichtungen nur mit Genehmigung besuchen

## Erreger/Immunität

- Erreger: Corynebacterium diphtheriae
- Err.-typ: grampositive Bakterien
- Err.-res: Mensch
- Nachweis: Toxin und Erreger aus Abstrich
- ÜW: Tröpfchen-, Schmierinfektion
- IZ: Ⓣ 2–7 Tage
- Immunität: langsam abnehmend
- Impfung: aktiv, passiv

# Diphtherie
Halsbräune



## Symptome

- Prodromi: Kopfschmerzen, Fieber Schluckbeschwerden
- Fieber: 38–39 °C
- **Rachendiphtherie** (Dauer ca. 10 Tage):
  - Abgeschlagenheit
  - Fieber
  - ÜB
  - Schluckbeschwerden
  - Pseudomembranen bedecken den Rachen grauweiß (bluten leicht beim Abkratzen)
  - Süßlicher Mundgeruch
  - Regionale LK ↑
- **Nasendiphtherie** (bei Säuglingen): mit blutig-serösem Sekret
- **Kehlkopfdiphtherie** (v. a. 2–5-Jährige):
  - Bellender (Krupp-)Husten
  - Stimmlosigkeit
  - Heiserkeit
  - Inspiratorischer Stridor
  - Erstickungsgefahr: Notfall
- **Toxische Diphtherie**:
  - Ödematös geschwollene Hals-LK (Cäsarenhals)
  - Lähmung motorischer Nerven (Polyneuritis diphtherica)

## Komplikationen

- Bronchopneumonie
- Myokarditis, evtl. mit Herzversagen
- Nephropathie
- Ersticken

## Therapie

- Diphtherieantitoxin
- Antibiotika

## Lernhinweise

- Nur 10–20 % der Infizierten erkranken.
- Wenn die sog. Pseudomembranen (weißlich, gelblicher Belag) den Kehlkopf belegen, kann es zur Verlegung der Atemwege mit Erstickungsanfällen und bellendem Husten (Kruppanfall) kommen. Davon abzugrenzen sind die viel häufiger vorkommenden Pseudokruppanfälle, bei denen es meist durch eine virale Entzündung des Kehlkopfes zu Atembeschwerden und ebenfalls bellendem Husten kommt.

# Q-Fieber
Balkangrippe



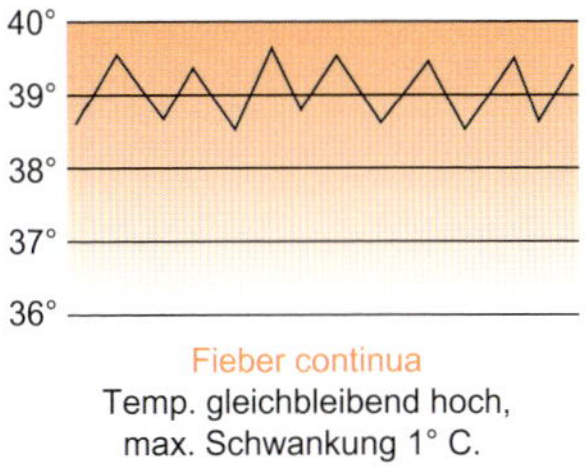


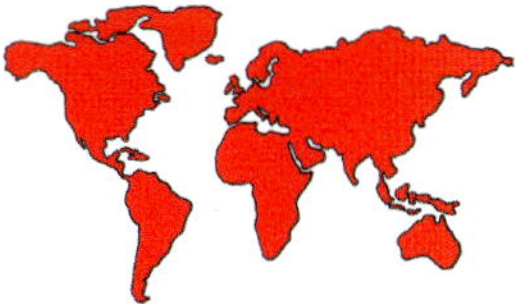

Abb. I2 Fieberkurve. [L106]

## Definition

Syn. Siebentagefieber, Euboea-Fieber, Kretafieber, Krim-Fieber, Pneumorickettsiose, Schlachthausfieber, Wüstenfieber, Ziegengrippe. Q-Fieber ist eine Zoonose, die v. a. als Berufskrankheit mit Lungenbefall auftritt (atypische Pneumonie). Betroffen sind besonders Arbeiter im Bereich der Tierzucht, Milchverarbeitung oder in Schlachtbetrieben.

## IfSG

- § 7(1): Erregernennung, namentliche Meldung durch Labors
- § 15(3): Meldepflicht in einigen Bundesländern bei Erkrankung und Tod (2014: Sachsen)
- § 24: Behandlungsverbot für Heilpraktiker

## Erreger/Immunität

- Erreger: Coxiella burnetii
- Err.-typ: gramnegatives Bakterium
- Err.-res: Rinder, Pferde, Schafe etc.
- Nachweis: Erreger in Biopsie, Antikörper im Blut
- ÜW: kontaminierte Stäube, Rohmilch
- IZ: Ⓦ 1–4 Wochen
- Immunität: langanhaltend
- Impfung: aktiv

# Q-Fieber
Balkangrippe



## Symptome

- Prodromi: –
- Fieber: 38–40 °C, evtl. Schüttelfrost
- **Grippeähnlicher Verlauf:**
  - Krankheitsgefühl
  - Kopf- und Gliederschmerzen
- **Klassischer Verlauf mit atypischer Pneumonie:**
  - Hohes Fieber bis 39 °C über 7 Tage evtl. mit Schüttelfrost
  - Trockener Husten mit wenig Auswurf, evtl. blutig-schleimig
  - Starkes Krankheitsgefühl
  - Evtl. Verwirrtheit
- Meist lange Rekonvaleszenz

## Komplikationen

- Thrombophlebitis → Lungenembolie
- Hepatosplenomegalie
- Myo-, Endokarditis
- Meningitis, Enzephalitis
- ARDS
- Abort bei Schwangeren im 1. Trimenon

## Therapie

Antibiotika

## Lernhinweise

- Als die Erkrankung erstmals beschrieben wurde, war die Ursache unbekannt. Das „Q" im Namen stammt vom englischen „query" = fraglich.
- Der Erreger kann in geeigneter Umgebung jahrelang überleben und bleibt dabei infektiös.
- In Deutschland sind v. a. Schafe Träger des Erregers. Über den Schafkot kommt der Erreger in die Umgebung und wird dann über aufgewirbelte Stäube inhaliert.
- 2017 wurden in Deutschland 107 Fälle gemeldet.

# Legionärskrankheit
Legionellose

Atemwegserkrankungen **I3**

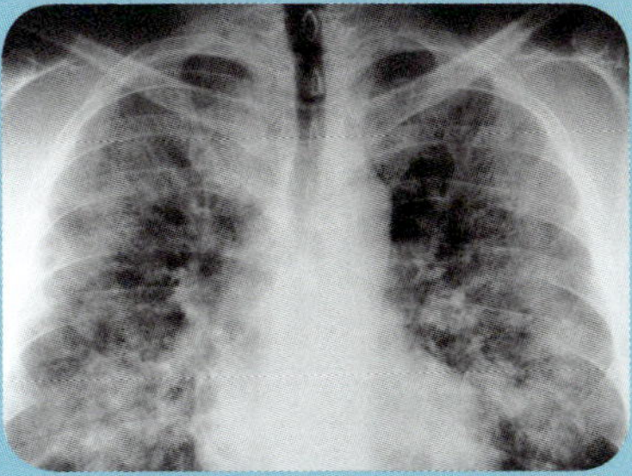

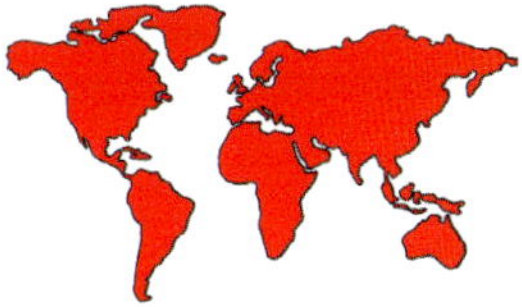

**Abb. I3** Diffuser Lungenbefall im Röntgenbild. [R233]

## Definition

Die Legionellose ist eine atypische Pneumonie mit Fieber und trockenem Husten, die häufig in kleinen Endemien auftritt.

## IfSG

- § 7(1): Erregernennung, namentliche Meldung durch Labors
- § 15(3): Meldepflicht in einigen Bundesländern bei Erkrankung und Tod (2014: Sachsen)
- § 24: Behandlungsverbot für Heilpraktiker

## Erreger/Immunität

- Erreger: Legionella pneumophilia
- Err.-typ: gramnegative Bakterien
- Err.-res: Wasser, Erdboden
- Nachweis: Antikörper im Blut, ELISA-Test
- ÜW: Aerosole z. B. aus Klimaanlagen, Duschwasser
- IZ: Ⓣ 2–10 Tage
- Immunität: einige Jahre
- Impfung: –

# Legionärskrankheit

Legionellose



## Symptome

- Prodromi: unspezifische Allgemeinsymptome
- Fieber: 38–40 °C
- Verlauf: je nach Abwehrlage
  - **Pontiac-Fieber:** > 90 % d. F., leichter Verlauf, keine oder nur grippale Symptome
  - **Legionellen-Pneumonie:** < 10 % d. F.
- **Legionellen-Pneumonie:**
  - **Prodromalstadium** (ca. 1 Woche): unspezifisches Krankheitsgefühl, Erkältungssymptome, Fieber
  - **Krankheitsstadium:** Krankheitsgefühl, Fieber bis 40°, trockener Husten, wenig Auswurf, Kopfschmerzen, ev. Ü/EB und Diarrhö

## Komplikationen

- Respiratorische Insuffizienz
- Letalität bis 20 % bei Legionellen-Pneumonie

## Therapie

Antibiotika

## Lernhinweise

- Erstmals ist die Erkrankung 1976 in Philadelphia nach einem Legionärstreffen aufgetreten.
- Der Erreger lebt z. B. in Warmwasserboilern, Schwimmbädern.
- Obwohl der Erreger ein Bakterium ist, führt die Erkrankung zu Symptomen der atypischen Pneumonie (Fieber, trockener Husten).
- Hauseigentümer sind seit 2013 verpflichtet, Trinkwasseranlagen regelmäßig auf Legionellen zu überprüfen.
- 2017 wurden in Deutschland 1281 Fälle gemeldet.

# Ornithose
Papageienkrankheit



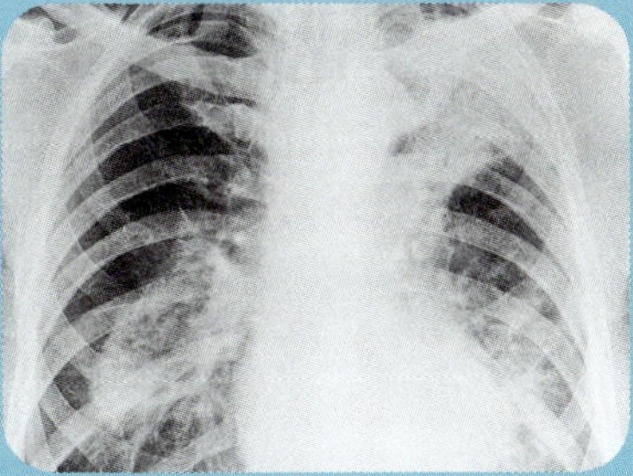

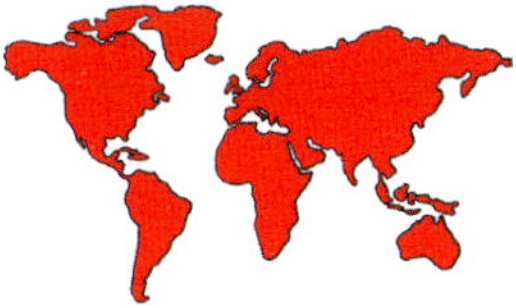

**Abb. I4** Lungeninfiltrate (Verschattungen) im Röntgenbild. [E568]

## Definition

Syn. Psittakose. Die Ornithose ist eine atypische Pneumonie, die v. a. bei Vogelzüchtern bzw. bei häufigem Vogelkontakt auftritt. Wird der Erreger von Papageienvögeln übertragen, spricht man von Psittakose (Papageienkrankheit).

## IfSG

- § 7(1): Erregernennung, namentliche Meldung durch Labors
- § 15(3): Meldepflicht in einigen Bundesländern bei Erkrankung und Tod (2014: Sachsen)
- § 24: Behandlungsverbot für Heilpraktiker

## Erreger/Immunität

- Erreger: Clamydia psittaci
- Err.-typ: gramnegative Bakterien
- Err.-res: Vögel, z. T. Hunde, Katzen
- Nachweis: Antikörper im Blut, Erreger im Sputum
- ÜW: Tröpfcheninfektion, Staubinhalation
- IZ: Ⓣ 1–4 Wochen
- Immunität: teilweise
- Impfung: –

# Ornithose

Papageienkrankheit



## Symptome

- Prodromi: Kopf-, Gliederschmerzen
- Fieber: bis 40 °C möglich
- Verlauf je nach Abwehrlage als grippale, pulmonale oder seltener als typhöse oder meningitische Ornithose
- **Grippale Ornithose:**
  - Kopf, -Gliederschmerzen
  - Evtl. Fieber, Erkältungssymptome
- **Pulmonale Ornithose:**
  - Pneumonie mit hohem Fieber bis 40 °C (Kontinuafieber über 2 Wochen)
  - Trockener Husten
  - Verschattungen im Röntgenbild
  - Relative Bradykardie
- **Typhöse Ornithose:**
  - Ü/EB
  - Diarrhö
  - Roseolen
  - Relative Bradykardie
- **Meningitische Ornithose:**
  - Kopfschmerzen
  - Nackensteifigkeit und andere Meningismuszeichen

## Komplikationen

- Myokarditis
- Herzinsuffizienz
- Enzephalitis
- Thrombenbildung
- Letalität unbehandelt bis 30 %

## Therapie

Antibiotika

## Lernhinweise

- In Deutschland seit 2001 rückläufige Meldezahlen. Seit 2013 konstant bei ca. 10 Fällen/Jahr.
- 2005 kam es in Sachsen-Anhalt zu über 17 gemeldeten Fällen in wenigen Tagen. Die Infektion ging von einem Geflügelhandel aus.
- Infizierte Tiere zeigen meist geringe Symptome.

# Erysipel
Wundrose



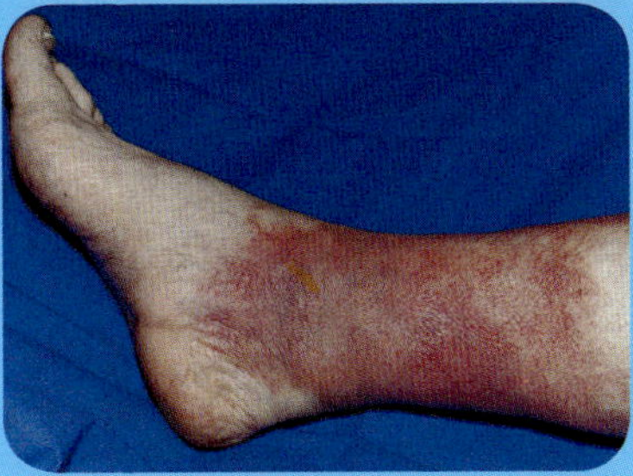

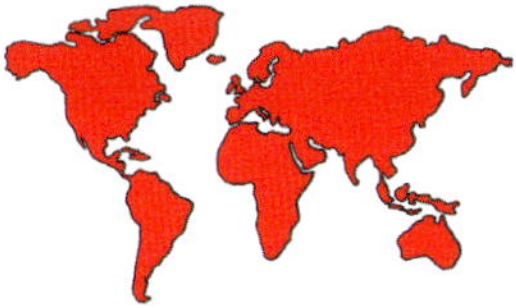

**Abb. J1** Zackig-scharf begrenzte Hautrötung. [M174]

## Definition

Das Erysipel ist eine akute bakterielle Infektion der oberen Hautschichten mit einem zackig begrenzten Exanthem (rosenblütenartig).

## IfSG

- § 24: Behandlungsverbot für Heilpraktiker
- § 34(1): Erkrankte dürfen Gemeinschaftseinrichtungen nicht besuchen

## Erreger/Immunität

- Erreger: β-hämolysierende Streptokokken der Gruppe A u. a., seltener Staphylokokken
- Err.-typ: grampositive Bakterien
- Err.-res: ubiquitär
- Nachweis: Erreger im Abstrich, Blut (schwer)
- ÜW: Tröpfchen-, Schmierinfektion
- IZ: ⓈⓉ Stunden bis 3 Tage
- Immunität: –
- Impfung: –

# Erysipel
Wundrose



## Symptome

- Prodromi: –
- Fieber: plötzlich hohes Fieber mit Schüttelfrost
- Kopfschmerzen, Krankheitsgefühl
- Scharf abgegrenztes, rötliches Exathem mit zackigen Ausläufern (Wundrose)
- Schmerzhafte Schwellung
- Zu Beginn Ü/EB
- Regionale LK ↑
- Lokalisation: oft an Gesicht und Unterschenkel
- Je nach Abwehr rasche Abheilung oder komplikationsreicher Verlauf

## Komplikationen

- Rezidiv
- Lymhpödem
- Elephantiasis
- Sepsis
- Meningitis
- Myokarditis
- Glomerulonephritis

## Therapie

- Antibiotika
- Bettruhe
- Hochlagerung der betroffenen Extremität
- Bei Gesichtserysipel Sprechverbot und Flüssigkost

## Lernhinweise

- Für alle Erkrankungen mit β-hämolysierenden Streptokokken besteht nach §§ 24 und 34 IfSG ein Behandlungsverbot für Heilpraktiker.
- Das Erysipel breitet sich über die Lymphspalten in der Haut aus, was die zackigen Ausläufer am Rand erklärt.
- Als Zweiterkrankung nach einem Streptokokkeninfekt kann es besonders nach Rachenentzündungen zum rheumatischen Fieber oder einer Glomerulonephritis kommen.

# Lepra
Aussatz

Bakterielle Hauterkrankungen **J2**

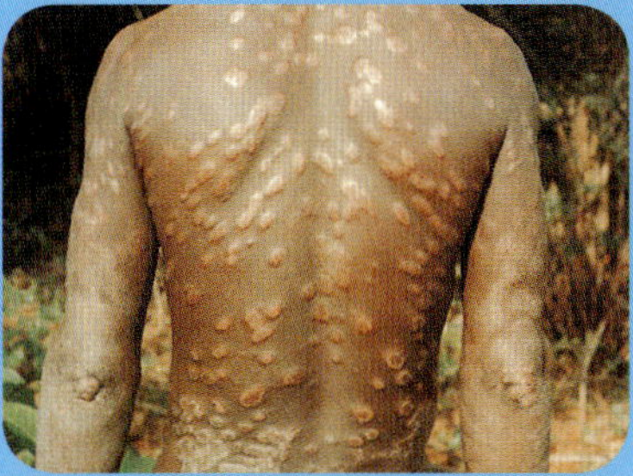

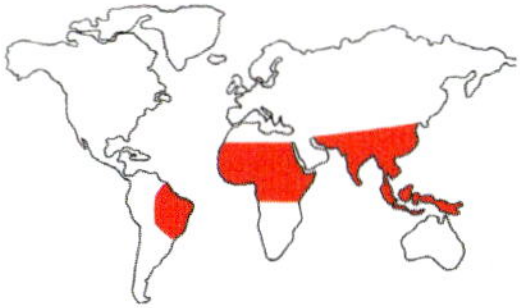

**Abb. J2** Knotige Infiltrate der gesamten Haut. [E385]

## Definition

Lepra ist die älteste bekannte Infektionserkrankung in den Tropen und Subtropen mit typischen Hauterscheinungen. Durch den Befall der peripheren Nerven kommt es zu unbemerkten Verletzungen und in der Folge auftretenden Verstümmelungen.

## IfSG

- § 7(1): Erregernennung, namentliche Meldung durch Labors
- § 15(3): Meldepflicht in einigen Bundesländern bei Erkrankung und Tod (2014: Sachsen)
- § 24: Behandlungsverbot für Heilpraktiker

## Erreger/Immunität

- Erreger: Mycobacterium leprae
- Err.-typ: grampositive Bakterien
- Err.-res: Menschen, Erde, Wasser
- Nachweis: Erreger im Gewebeproben
- ÜW: Tröpfchen-, Kontakt- und Schmierinfektion
- IZ: Ⓙ meist einige Jahre
- Immunität: –
- Impfung: –

# Lepra
Aussatz

## Symptome

- Prodromi: –
- Fieber: –
- ZNS: Befall von Nervensträngen
- **Tuberkuloide Form:**
  - Bei guter zellulärer Abwehr
  - Bessere Prognose
  - Auf Haut bzw. Hautnerven beschränkt
  - Weißliche oder rötliche Hautveränderungen mit Hyp- bzw. Anästhesie, gestörter Schweißbildung sowie Haarverlust
  - Fehlende Schmerzen → Verletzungen bis hin zu Verstümmelungen
- **Lepromatöse Form:**
  - Bei schlechter zellulärer Abwehr
  - Schlechte Prognose
  - Knotige Infiltration der gesamten Haut, Schleimhäute und Organe
  - Besonders auffällig im Gesicht (Facies leontina = Löwengesicht)
  - Befall v. a. des peripheren Nervensystems mit Verstümmelungen
  - Entzündungen aller Augenteile mit Erblindungsgefahr

## Komplikationen

- Verstümmelungen
- Zerstörung innerer Organe

## Therapie

- Antibiotika
- Symptomatisch

## Lernhinweise

- Es erkranken < 5 % der Infizierten.
- In der Regel werden in Deutschland jährlich 1–2 Fälle gemeldet. 2012 kam es als bisheriges Maximum zu 5 Meldungen. Die Ansteckung erfolgte immer im Ausland. Weltweit kommt es jährlich geschätzt jedoch zu rund 250.000 neuen Fällen.

# Milzbrand
Anthrax



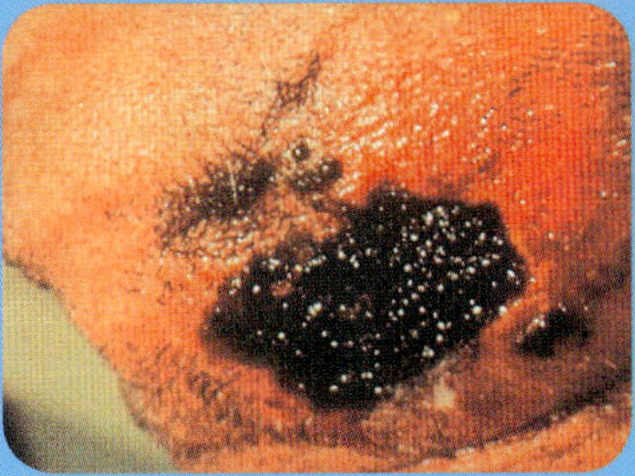

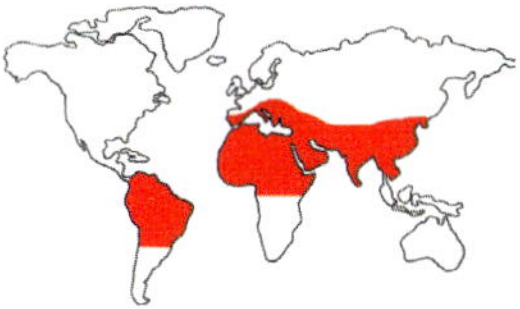

**Abb. J3** Milzbrandkarbunkel. [G157]

## Definition

Milzbrand ist eine Zoonose, die besonders bei Beschäftigten in tierverarbeitenden Betrieben (bes. Tierhaare) auftritt.

## IfSG

- § 6: Meldepflicht bei Verdacht, Erkrankung und Tod
- § 7(1): Erregernennung, namentliche Meldung durch Labors
- § 8: Meldepflicht für Ärzte und Heilpraktiker
- § 24: Behandlungsverbot für Heilpraktiker

## Erreger/Immunität

- Erreger: Bacillus anthracis
- Err.-typ: grampositive Bakterien
- Err.-res: Tiere, Stäube, Nahrungsmittel
- Nachweis: Erreger in Sputum, Stuhl, Blut, Karbunkel
- ÜW: Erregerkontakt über Haut, Lunge, Nahrungsmittel
- IZ: Ⓣ 1–7 Tage
- Immunität: langanhaltend
- Impfung: –/Chemoprophylaxe

# Milzbrand
Anthrax



## Symptome

- Prodromi: –
- Fieber: hoch bei Lungenmilzbrand
- Je nach Eintrittspforte unterscheidet man Haut-, Lungen- und Darmmilzbrand
- **Hautmilzbrand:**
  - Geringe Letalität
  - Primäraffekt: rotes, schmerzloses Knötchen mit schwarzem Zentrum
  - Nach 12 Stunden eitergefülltes Bläschen
  - Dann blauschwarze Pustelbildung (= Milzbrandkarbunkel)
  - Oft komplikationslose Ausheilung
- **Lungenmilzbrand:**
  - Hohe Letalität
  - Plötzlicher Beginn mit hohem Fieber und Schüttelfrost
  - Pneumonie mit blutigem Sputum
  - Sepsis und Tod nach 1–6 Tagen
- **Darmmilzbrand:**
  - hohe Letalität
  - Blutiges Erbrechen
  - Massiv blutige Diarrhö

## Komplikationen

- Sepsis
- Meningitis

## Therapie

Antibiotika

## Lernhinweise

- Bei allen Formen besteht Sepsisgefahr.
- Der Anthraxbacillus bildet Sporen, die z. T. Jahrzehnte überdauern können.
- In Deutschland kommt es nur vereinzelt zu Erkrankungen, im Jahre 2012 wurden 4 Fälle gemeldet, 2017 keiner.

Bei den 4 Fällen handelte es sich um eine Sonderform, dem Injektionsmilzbrand bei Heroinabhängigen.

# Impetigo contagiosa
Borkenflechte

Bakterielle Hauterkrankungen **J4**

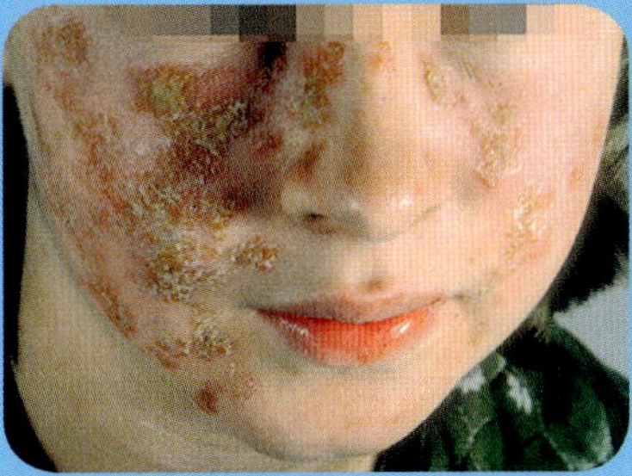

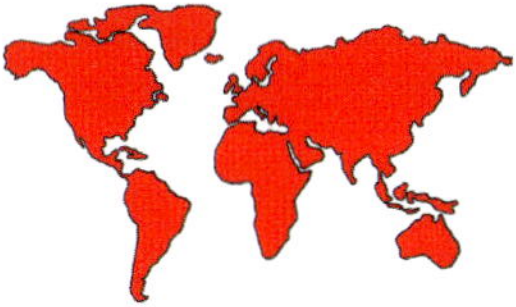

**Abb. J4** Exanthem mit honiggelber Krustenbildung. [M123]

## Definition

Syn. Grindflechte. Die Impetigo contagiosa ist die häufigste bakterielle Hauterkrankung bei Kindern mit einem stark juckenden Exanthem.

## IfSG

- § 24: Behandlungsverbot für Heilpraktiker
- § 34(1): Erkrankte dürfen Gemeinschaftseinrichtungen nicht besuchen
- § 42: Verbote im Umgang mit Lebensmitteln **(nicht explizit genannt)**

## Erreger/Immunität

- Erreger: β-hämolysierende Streptokokken der Gruppe A u. a.
- Err.-typ: grampositive Bakterien
- Err.-res: Menschen
- Nachweis: Erreger in Bläschenflüssigkeit
- ÜW: Kontakt-, Schmier-, Tröpfcheninfektion
- IZ: Ⓣ wenige Tage
- Immunität: –
- Impfung: –

# Impetigo contagiosa
Borkenflechte



## Symptome

- Prodromi: –
- Fieber: –
- Evtl. regionale LK ↑
- Stark juckendes Exanthem
- Zu Beginn rote Papeln, dann Bläschen (mit hochinfektiösem Sekret) und Pusteln, zum Schluss Krustenbildung (honiggelb)
- Lokalisation: v. a. Gesicht, aber auch Kopf, Arme und Hände
- Meist folgenlose Ausheilung

## Komplikationen

- Selten Narbenbildung
- Glomerulonephritis

## Therapie

- Antibiotikasalben
- In seltenen Fällen Antibiotika systemisch
- Strikte Hygiene
- Vermeiden des Kratzens

## Lernhinweise

- Auch Staphylokokken kommen als Erreger in Frage.
- Tritt oft in Kindergärten oder Schulen auf.
- Der Ausschlag ist hochansteckend, eine Übertragung ist z. B. auch über gemeinsam benutzte Handtücher oder Türklinken möglich.
- Die Erkrankung wird im § 34(1) IfSG explizit genannt. Im § 42 IfSG taucht sie nicht auf, es heißt dort jedoch: „Personen, die … an Hautkrankheiten erkrankt sind, bei denen die Möglichkeit besteht, dass deren Krankheitserreger über Lebensmittel übertragen werden können".

## Herpes simplex

Hauterkrankungen **K1**

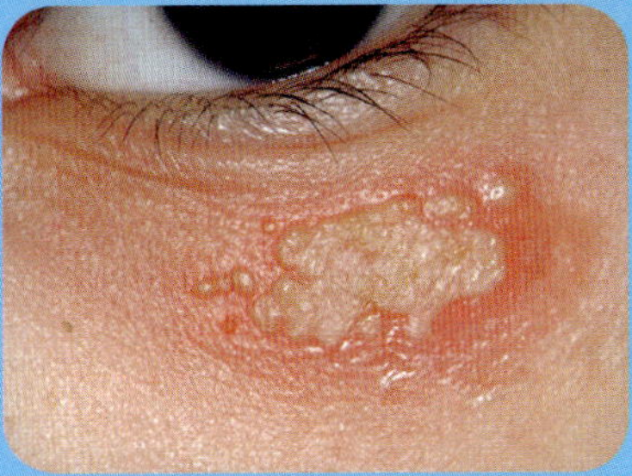

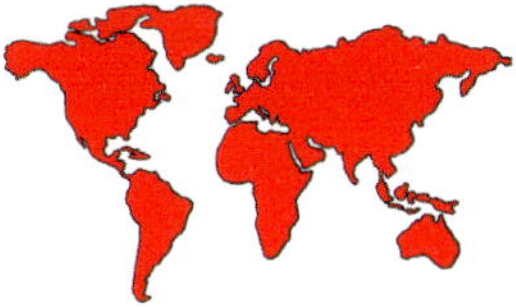

**Abb. K1** Gruppiert stehende Bläschen. [M123]

### Definition

Herpes simplex ist eine Viruserkrankung mit Bläschenbildung an Haut und Schleimhäuten. Das Herpes-simplex-Virus Typ 1 verursacht Erkrankungen im Bereich des Mundes (als Erstmanifestation Stomatitis aphthosa [Gingivostomatitis herpetica, Mundfäule] und als Rezidiv Herpes labialis), Typ 2 im Genitalbereich (Herpes genitalis).

### IfSG

§ 24: Behandlungsverbot für Heilpraktiker **(nur bei Herpes genitalis)**

### Erreger/Immunität

- Erreger: HHV 1 und 2
- Err.-typ: Humanes-Herpes-Virus Typ 1 und Typ 2
- Err.-res: Mensch
- Nachweis: Erreger in Gewebe oder Gewebsflüssigkeiten
- ÜW: Tröpfchen-, Kontakt-, Schmierinfektion, perinatal
- IZ: Ⓣ 1–10 Tage
- Immunität: –
- Impfung: –

# Herpes simplex



## Symptome

- Prodromi: –
- Fieber: evtl. mäßig
- Evtl. regionale LK ↑
- **Stomatitis aphthosa:**
  - Zahnfleischentzündung
  - Stomatitis mit Bläschen, die zu Aphthen zerfallen
  - Sehr schmerzhaft
- **Herpes labialis:**
  - Beginn mit Spannungsgefühl oder Brennen sowie leichter Rötung
  - Gruppiert stehende, stecknadelkopfgroße Bläschen, die später konfluieren und über Krustenbildung abheilen
  - Juckreiz
- **Herpes genitalis:** Aphthen bzw. gruppiert stehende Bläschen im Genitalbereich
- **Keratokonjunktivitis herpetica:**
  - Lidödem
  - Bläschen auf dem Rand des Augenlides und im Hornhautepithel

## Komplikationen

- Herpes-Sepsis bei Immunschwäche oder bei Neugeborenen
- Generalisierte Herpesinfektion (Ekzema herpeticatum)
- Erblindung

## Therapie

- Lokales Virustatikum (Salbe)
- Systemisches Virustatikum
- Lokal anästhesierende Externa bei Aphthen

## Lernhinweise

- 99 % aller Infektionen verlaufen inapparent.
- Auslösende Reize für einen Herpes labialis können u. a. Sonnenbestrahlung, (fieberhafter) Infekt, Stress oder Menses sein.
- Eine Stomatitis aphthosa darf nicht behandelt werden (Zahnheilkundegesetz), ein Herpes labialis hingegen schon, sofern er sich nicht auf den inneren Lippen befindet. Der Mund reicht anatomisch vom vorderen Gaumenbogen bis zu den inneren Lippen.

## Herpes zoster

Gürtelrose

Hauterkrankungen **K2**

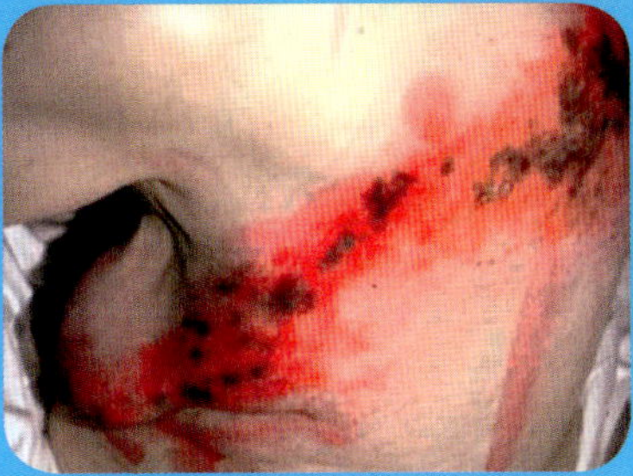

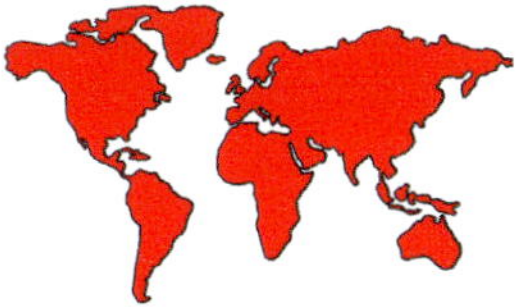

**Abb. K2** Bläschenbildung in einem Segment. [T195]

### Definition

Syn. Zoster. Nach einer Erstinfektion als Windpocken (› Karte B2) kann das Varizella-Zoster-Virus jahrelang in den Spinalganglien persistieren. Durch eine endogene Reinfektion kommt es zum Herpes zoster mit dem typischen einseitigen, segmentalen Hautbefall.

### IfSG

- § 7(1): Erregernennung, namentliche Meldung durch Labors
- § 15(3): Meldepflicht in einigen Bundesländern bei Erkrankung und Tod (2014: Sachsen, Brandenburg)
- § 24: Behandlungsverbot für Heilpraktiker

### Erreger/Immunität

- Erreger: Varizella-Zoster-Virus (VZV)
- Err.-typ: Humanes-Herpes-Virus Typ 3
- Err.-res: Mensch
- Nachweis: Antikörper im Blut
- ÜW: endogene Reinfektion
- IZ: Ⓣ 1–2 Wochen
- Immunität: dauerhaft
- Impfung: ab 2009 Lebendimpfstoff

# Herpes zoster
Gürtelrose



## Symptome

- Prodromi: unspezifisches Krankheitsgefühl, LK ↑
- Fieber: evtl. mäßig
- **Prodromalstadium** (1–3 Tage):
  - Unspezifisches Krankheitsgefühl
  - Leichtes Fieber
  - Müdigkeit
  - Evtl. LK ↑
- **Organstadium:**
  - Exanthem entlang des betroffenen Nervs: Rötung und sehr schmerzhafte Bläschenbildung
  - Meist sind Brust oder Bauchwand einseitig segmental betroffen
  - Befall von Hirnnerven möglich (Zoster ophthalmicus, Zoster oticus)
  - Oft narbenfreie Abheilung

## Komplikationen

- Zoster ophthalmicus: Narbenbildung, Erblindung
- Zoster oticus: Hörbeeinträchtigung, Fazialisparese
- Postzosterneuralgie (lange bestehende, starke Schmerzen)
- Meningitis, Enzephalitis
- Bakterielle Sekundärinfektion

## Therapie

- Analgetika
- Virustatikum (Aciclovir) lokal oder systemisch

## Lernhinweise

- Auslöser für eine Reinfektion kann eine verminderte Immunität (z. B. maligne Erkrankung, Immunsuppression) sein.
- Weil der Herpes zoster aus dem eigenen Virusreservoir entsteht, kann man sich nicht bei anderen anstecken. Nicht Immunisierte können sich jedoch bei einem Zosterkranken mit Windpocken infizieren.
- Seit 2013 besteht für Erkrankungen mit dem Varizellen-zoster-Virus ein Behandlungsverbot für Heilpraktiker.

**Pocken**
Blattern

Hauterkrankungen **K3**

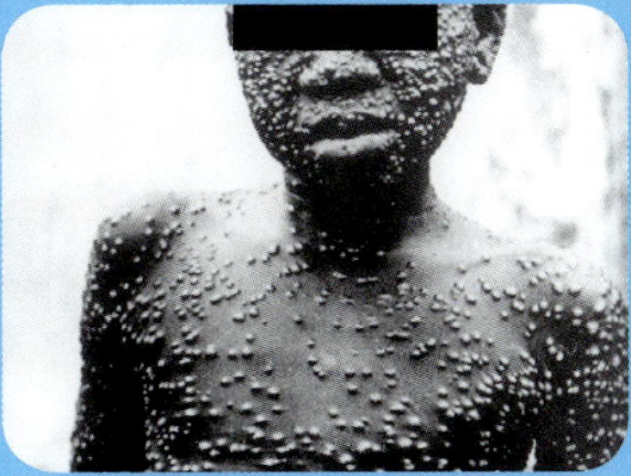

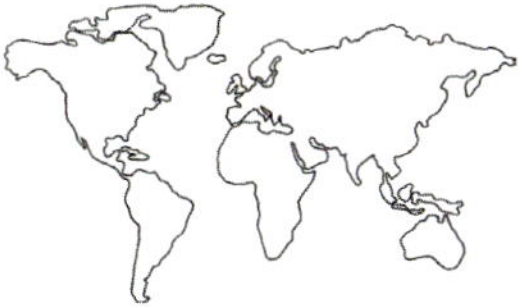

**Abb. K3** Erbsengroße Pusteln mit zentraler Eindellung. [F650]

## Definition

Syn. Variola. Die Pocken sind seit 1980 offiziell ausgerottet. Sie sind eine höchst infektiöse, tödliche Erkrankung mit typischen Effloreszenzen.

## IfSG

–

## Erreger/Immunität

- Erreger: Variola-vera-Virus
- Err.-typ: Viren
- Err.-res: Mensch
- Nachweis: Erreger in Exsudat, Inhalt von Bläschen bzw. Pusteln
- ÜW: Tröpfcheninfektion, Inhalation von kontaminierten Staub
- IZ: Ⓦ 1–2 Wochen
- Immunität: lebenslang
- Impfung: aktiv und passiv

# Pocken
Blattern



## Symptome

- Prodromi: akuter Beginn, grippeähnlich
- Fieber: Dromedarfieber, biphasisch
- Akuter Beginn mit hohem Fieber, Schüttelfrost, grippalen Symptomen
- Evtl. regionale LK ↑
- Kurzfristiger Fieberabfall
- Nach 2–4 Tagen typischer Ausschlag, v. a. an Kopf, Händen und Füßen
- Achselhöhlen und Kniekehlen sind nicht, der Rumpf schwach betroffen
- Erneut hohes Fieber (2. Fiebergipfel)
- Alle Effloreszenzen befinden sich im gleichen Stadium (DD Windpocken): Fleck → Papel → Bläschen → Pustel mit zentraler Eindellung → juckende Krusten → Narbenbildung

## Komplikationen

- Schwerste Haut- und Schleimhauteinblutungen („schwarze Blattern")
- Multipler Organbefall
- Hohe Letalität

## Therapie

- Symptomatisch
- Evtl. Virustatika

## Lernhinweise

- In leichteren Fällen kommt es zur narbigen Ausheilung, in schweren zu Erblindung, Meningitis, Blutungen und Tod.
- Der Ausschlag ist umso dichter, je weiter er vom Rumpf entfernt ist.

## Katzenkratzkrankheit
Cat scratch disease

Hauterkrankungen **K4**

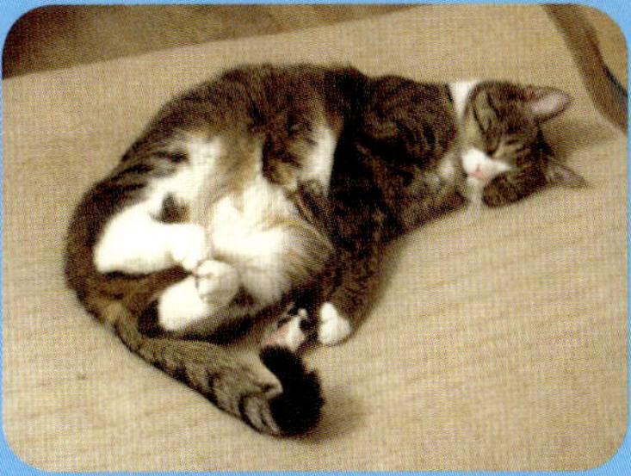

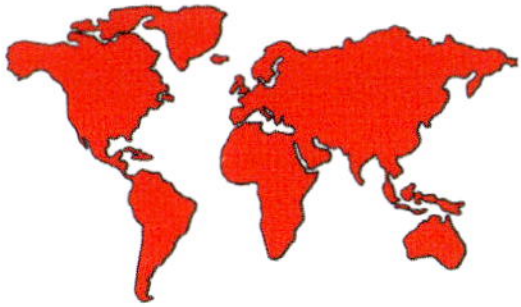

**Abb. K4** Die Katze ist Überträger einiger Infektionskrankheiten. [M566]

### Definition

Die Katzenkratzkrankheit ist eine Erkrankung mit LK-Schwellung und Exanthem. Sie ist eine eigentlich unwichtige Spezialfrage einiger Prüfer.

### IfSG

–

### Erreger/Immunität

- Erreger: Bartonella henselae
- Err.-typ: gramnegative Bakterien
- Err.-res: Katzen
- Nachweis: Erreger im Primäraffekt, Antikörper im Blut
- ÜW: Kontakt, Kratzstellen
- IZ: Ⓣ 4–6 Tage
- Immunität: –
- Impfung: –

# Katzenkratzkrankheit

Cat scratch disease

Hauterkrankungen **K4**

## Symptome

- Prodromi: –
- Fieber: evtl. Fieber, Schüttelfrost
- Papulopustulöser Primäraffekt am Ort der Infektion
- Gelenk- und Muskelschmerzen
- Regionale LK ↑
- Evtl. schmerzhafte LK-Eiterungen
- Meist spontane Rückbildung der Symptome nach 1–2 Monaten

## Komplikationen

- Selten Enzephalitis
- Hepatitis
- Thrombozytopenische Purpura
- Radikulitis
- Tonsillitis
- Sepsis

## Therapie

- Antibiotika
- Symptomatisch

## Lernhinweise

- Seit 1950 bekannte Erkrankung, die durch Kratzwunden von Katzen übertragen wird.
- Bei guter Abwehrlage kommt es nur zu geringen Symptomen.
- Man schätzt, dass bis zu 70 % der Katzen Träger des Erregers sind.
- Katzen selbst erkranken nicht daran.
- Wenn Fragen nach dieser Erkrankung in Ihrem Gesundheitsamt noch nicht gestellt wurden, empfehlen wir, lieber die übrigen Erkrankungen vernünftig zu lernen.

# Listeriose



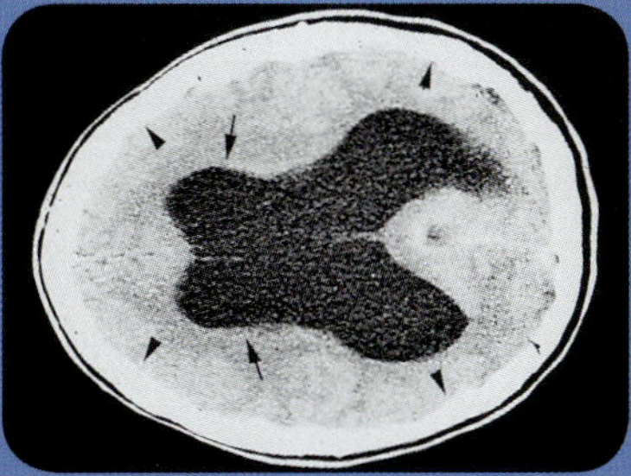

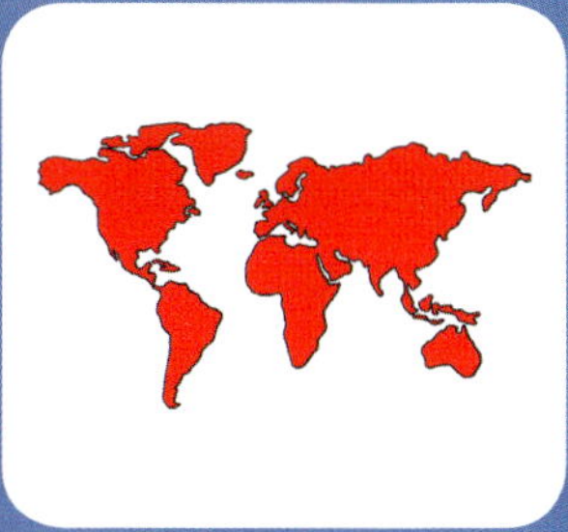

**Abb. L1** Hydrozephalus als Folge einer Enzephalitis bei angeborener Listeriose. [M443]

## Definition

Die Listeriose ist nur bei geschwächtem Immunsystem oder als angeborene Erkrankung gefährlich. Die Symptome können dann von lokalen Entzündungszeichen bis hin zum multiplen Organbefall reichen.

## IfSG

- § 7(1): Erregernennung, namentliche Meldung durch Labors
- § 15(3): Meldepflicht in einigen Bundesländern bei Erkrankung und Tod sowie konnataler Infektion (2014: Sachsen)
- § 24: Behandlungsverbot für Heilpraktiker

## Erreger/Immunität

- Erreger: Listeria monocytogenes
- Err.-typ: grampositive Bakterien
- Err.-res: Mensch, Kulturtiere
- Nachweis: Erreger in Blut, Liquor, Stuhl
- ÜW: Kot, Erdreich, Staub, rohe Nahrung (Milch, Milchprodukte), pränatal
- IZ: Ⓣ Ⓦ wenige Tage bis Wochen
- Immunität: –
- Impfung: –

# Listeriose



## Symptome

- Prodromi: –
- Fieber: selten
- In der Regel keine Symptome, bei eingeschränkter Abwehr entwickelt sich eine lokale oder eine Organinfektion
- **Lokale Infektion:**
  - Lokale Entzündung von Tonsillen, Atemwegen u. a.
  - Regionale LK ↑
  - Evtl. Papeln, Pusteln
- **Organbefall:**
  - Grippeähnliche Symptome
  - Meningoenzephalitis
  - „Pseudo-Pfeiffer" mit LK ↑
  - Sepsis mit Beteiligung von z. B. Herzklappen, Gelenken, Knochen
- **Angeborene Listeriose:**
  - Während früher Schwangerschaft: meist Fruchttod oder Frühgeburt
  - 1–4 Tage postnatal: Sepsis, Meningitis, Atemnotsyndrom → Letalität ca. 40 %
  - Hydrozephalus
  - Multipler Organbefall möglich

## Komplikationen

Bei Schwangeren Gefahr der angeborenen Listeriose beim Kind

## Therapie

Antibiotika

## Lernhinweise

- Auch Tiere (v. a. Wiederkäuer) können sich mit Listeriose infizieren.
- Seit Jahren gibt es in Deutschland ansteigende Fallzahlen. 2017 wurden 770 Fälle gemeldet. Höchste Inzidenzen liegen bei unter 1-Jährigen und über 60-jährigen Männern vor.

# Tuberkulose
Schwindsucht



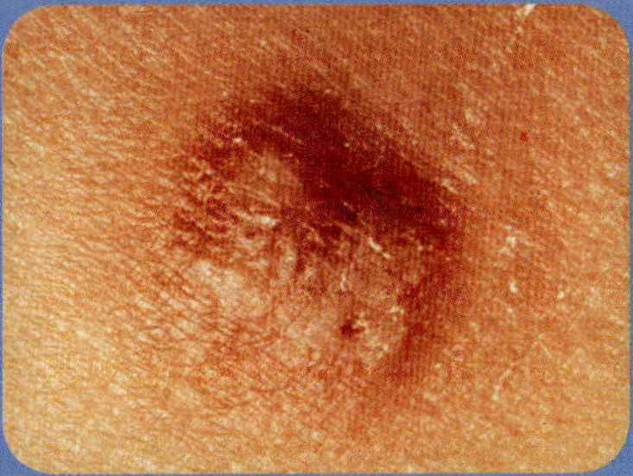

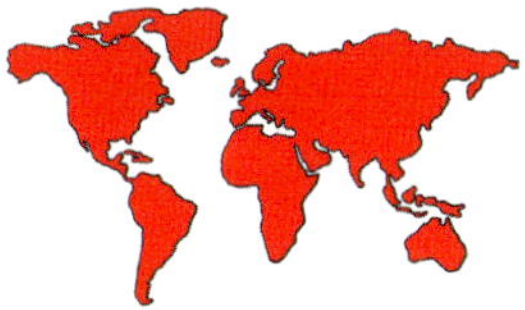

**Abb. L2** Positiver Befund beim Tuberkulintest. [M480]

## Definition

Syn. Tb, Tbc, Morbus Koch. Tuberkulose ist eine der häufigsten, meldepflichtigen Infektionskrankheiten in Deutschland mit typischem Lungenbefall. Die Erkrankung beginnt meist mit einem Primärkomplex in der Lunge. Je nach Abwehrlage des Patienten kann es zur Abkapselung bzw. Ausheilung kommen oder zur Ausbreitung in allen Organen (postprimäre Tuberkulose).

## IfSG

- § 6: Meldepflicht bei Erkrankung und Tod **(nicht bei Verdacht)**
- § 8: Meldepflicht für Ärzte und Heilpraktiker
- § 24: Behandlungsverbot für Heilpraktiker
- § 34(1): Erkrankte (mit ansteckender Lungentuberkulose) dürfen Gemeinschaftseinrichtungen nicht besuchen

## Erreger/Immunität

- Erreger: Mycobacterium tuberculosis
- Err.-typ: grampositive Bakterien
- Err.-res: Mensch, Rinder
- Nachweis: Erreger im Sputum, Bronchial-, Trachealsekret, Magensaft, Punktionsproben
- ÜW: Tröpfcheninfektion, Hautverletzungen
- IZ: Ⓦ 4–6 Wochen
- Immunität: teilweise
- Impfung: aktiv (nicht empfohlen)

# Tuberkulose
Schwindsucht



## Symptome

- Prodromi: Primärkomplex mit unspezifischen Krankheitssymptomen
- Fieber: subfebril
- **Primäre Tbc (Lungenbefall):**
  - Ausbildung eines Primärkomplexes aus abgekapselten Erregern (Tuberkel, Primäraffekt) und Hilus-LK ↑
  - Evtl. unspezifische Krankheitssymptome mit subfebrilen Temperaturen, Appetitlosigkeit, Nachtschweiß
  - Leichter Husten, kaum Auswurf
  - Bei guter Abwehr Abkapselung (geschlossene Tbc)
- **Postprimäre Tbc:** bei Immunschwäche kommt es zur Ausbreitung:
  - Käsige Pneumonie mit parmesanartigem, blutigem Sputum (bei raschem Verlauf auch „galoppierende Schwindsucht" genannt)
  - Miliartuberkulose: hirsekornartige Herde
  - Lymphogene Streuung mit LK-Tbc
  - Befall aller Organe möglich: Darm-, Nieren-, Knochen-, Haut-Tbc

## Komplikationen

- Miliartuberkulose
- Käsige Pneumonie
- Befall und Zerstörung aller Organe

## Therapie

- Antituberkulostatika über 6–9 Monate
- Evtl. Isolation

## Lernhinweise

- Von offener (ansteckungsfähiger) Tbc spricht man, wenn der Erregerherd Anschluss an die Luftwege (Bronchialbaum) gefunden hat.
- Bei chronischem Husten an eine Tbc denken.
- Im § 6 IfSG nimmt die Tuberkulose eine Sonderstellung ein. Namentlich zu melden sind nur Erkrankung und Tod an behandlungsbedürftiger Tuberkulose. Ein Behandlungsverbot für Heilpraktiker besteht jedoch auch schon beim Erkrankungsverdacht.

# Tularämie

Hasenpest



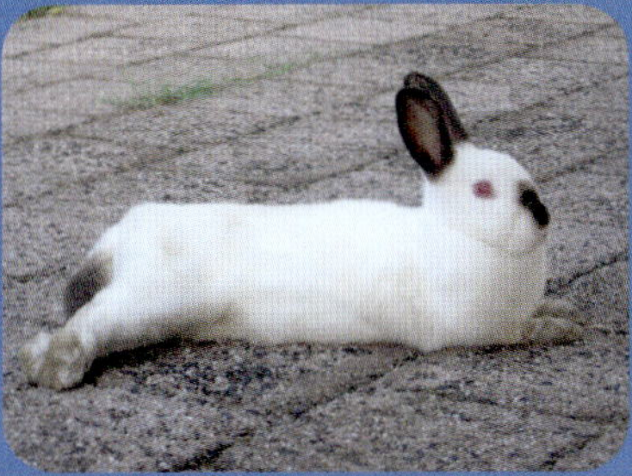

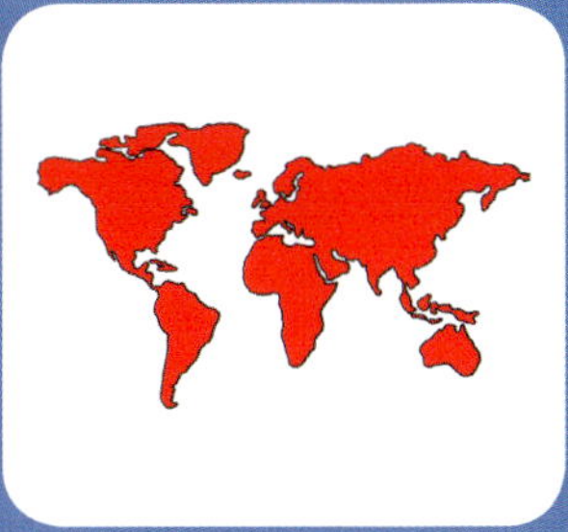

**Abb. L3** Hasen sind Überträger der Tularämie. [M566]

## Definition

Syn. Nagerpest. Die Tularämie ist eine in Deutschland seltene Zoonose. Sie führt insbesondere zum Befall der Haut mit kleinen Geschwüren.

## IfSG

- § 7(1): Erregernennung, namentliche Meldung durch Labors
- § 15(3): Meldepflicht in einigen Bundesländern bei Erkrankung und Tod (2014: Sachsen)
- § 24: Behandlungsverbot für Heilpraktiker

## Erreger/Immunität

- Erreger: Francisella tularensis
- Err.-typ: gramnegative Bakterien
- Err.-res: Nage-, Nutztiere, Insekten, infektiöser Staub aus Heu, Stroh, Erde
- Nachweis: Erreger, Antikörper im Blut
- ÜW: Schmierinfektion, Staubinhalation, Hautverletzung
- IZ: Ⓣ 3–5 Tage
- Immunität: lang anhaltend
- Impfung: aktiv

# Tularämie
Hasenpest



## Symptome

- Prodromi: –
- Fieber: hoch
- Akuter Beginn mit hohem Fieber und Krankheitsgefühl
- Je nach Eintrittspforte unterscheidet man die äußeren und inneren Formen
- **Äußere (lokalisierte) Formen:**
  - Bildung von Papeln oder Geschwüren an der Eintrittspforte mit eitrigen LK ↑
  - Selten Befall von Mundhöhle, Rachen, Augen, Ohren
  - Teilweise alleinige LK ↑ ohne sonstige Symptome
- **Innere (invasive) Formen:**
  - Intestinale Form mit Ü/EB, Diarrhö
  - Pulmonale Form mit Pneumonie, Husten, Auswurf, Schmerzen des Brustkorbs, Atemnot

## Komplikationen

- Chronischer Verlauf
- Sepsis (generalisierte Tularämie)
- Letalität unbehandelt bis 30 %

## Therapie

Antibiotika

## Lernhinweise

- Eine Übertragung von Mensch zu Mensch ist nicht möglich.
- Die Ansteckung erfolgt über infizierte Tiere. Dies kann z. B. auch Jäger betreffen, die Tiere abhäuten oder nicht ausreichend erhitztes Fleisch verzehren.
- Der Erreger ist hochinfektiös.
- In Deutschland steigen seit 2005 die Fallzahlen an. 2017 wurden 52 Fälle gemeldet.

# Leptospirose



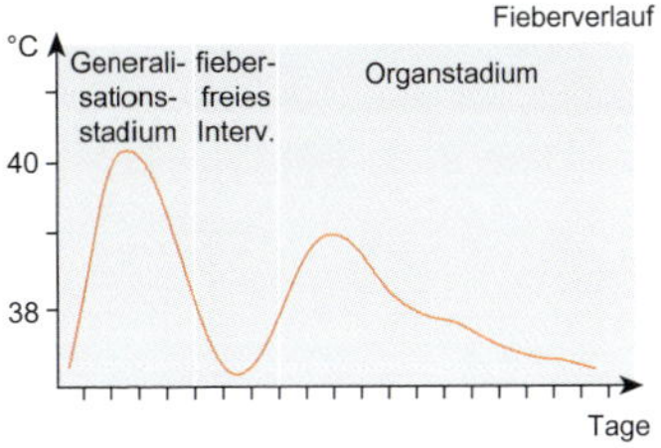


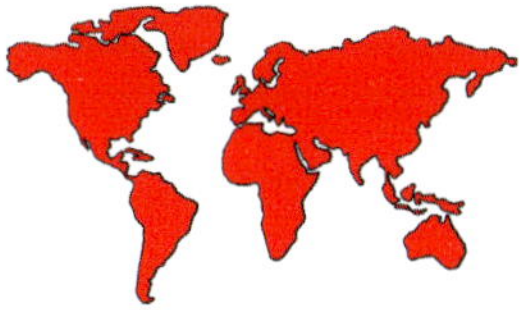

**Abb. L4** Fieberverlauf. [L190]

## Definition

Die Leptospirosen sind Zoonosen mit unspezifisch fieberhaften Verläufen, die vom Erreger abhängig sind. Man unterscheidet: Morbus Weil, Canicolafieber und Feldfieber.

## IfSG

- § 7(1): Erregernennung, namentliche Meldung durch Labors
- § 15(3): Meldepflicht in einigen Bundesländern bei Erkrankung und Tod (2014: Sachsen)
- § 24: Behandlungsverbot für Heilpraktiker

## Erreger/Immunität

- Erreger: Leptospira interrogans
- Err.-typ: gramnegative Bakterien
- Err.-res: Ratte, Hund, Maus
- Nachweis: Antikörper in Blut, Erreger in Blut und Urin
- ÜW: Schmierinfektion über Urin, Kot, verseuchte Gewässer
- IZ: Ⓦ 1–2 Wochen
- Immunität: nur serotypen-spezifisch
- Impfung: nur für Tiere

# Leptospirose



## Symptome

- Prodromi: –
- Fieber: hoch mit Schüttelfrost, zweigipflig
- **Morbus Weil** (übertragen von Ratten):
  - Schwerer Verlauf mit langer Rekonvaleszenz
  - Stets Leberbeteiligung
- **Canicolafieber** (übertragen von Hunden):
  - Mittelschwere Verläufe
  - Zum Teil mit Leberbeteilligung
- **Feldfieber** (übertragen von Mäusen):
  - Gutartige Verläufe
  - Meist ohne Leberbeteiligung
- **Initialphase** (4–7 Tage):
  - Plötzlich hohes Fieber
  - Starke Wadenschmerzen
  - Konjunktivitis, Iridozyklitis
  - Flüchtiges Exanthem
  - Häufig LK ↑
  - Ü/EB, Diarrhö, Obstipation
- **Organstadium** (nach 5–6 Tagen):
  - Erneuter Fieberanstieg
  - Vor allem bei Morbus Weil ikterische Hepatitis, Nephritis mit Nierenversagen, evtl. Meningitis
  - Evtl. Blutungsneigung

## Komplikationen

- Vor allem bei Morbus Weil
- Leberversagen
- Nierenversagen
- Hämorrhagische Diathese
- Hohe Letalität bis 30 %

## Therapie

Antibiotika

## Lernhinweise

- Wie bei Typhus, Ornithose und Brucellose besteht eine relative Bradykardie trotz des hohen Fiebers.
- Zur Übertragung reicht der Kontakt mit infiziertem Kot, Urin, Blut oder Gewebe aus. Ebenfalls ist eine Übertragung durch verseuchtes Wasser möglich.
- In Deutschland gibt es leicht steigende Fallzahlen. 2017 wurden 128 Fälle gemeldet. Dies war die dritthöchste Fallzahl nach 2007 und 2014 mit jeweils ca. 160 Fällen.

# Pest
Schwarzer Tod



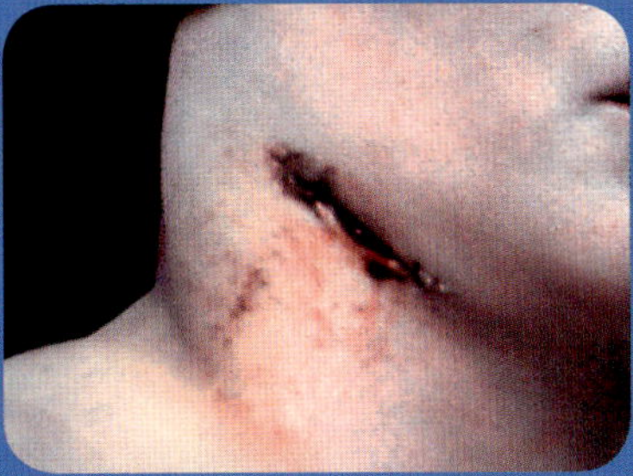

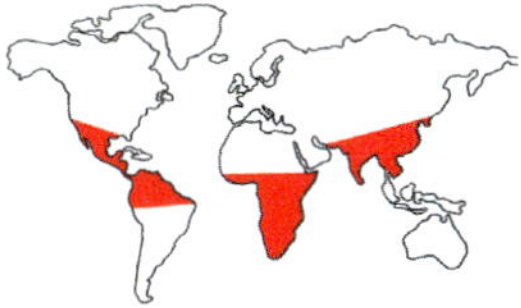

**Abb. M1** Beträchtliche Schwellung der Lymphknoten mit späterer Einschmelzung. [E385]

## Definition

In Deutschland ist die Pest eine sehr seltene, von Flöhen übertragene Erkrankung mit Befall der Lymphknoten, Haut und Lunge.

## IfSG

- § 6: Meldepflicht bei Verdacht, Erkrankung und Tod
- § 7(1): Erregernennung, namentliche Meldung durch Labors
- § 8: Meldepflicht für Ärzte und Heilpraktiker
- § 24: Behandlungsverbot für Heilpraktiker
- § 30: Erkrankte werden unter Quarantäne gestellt **(bei Lungenpest)**
- § 34(1): Erkrankte dürfen Gemeinschaftseinrichtungen nicht besuchen

## Erreger/Immunität

- Erreger: Yersinia pestis
- Err.-typ: gramnegative Bakterien
- Err.-res: Nagetiere, Mensch
- Nachweis: Erreger in Blut, Beulensekret, Auswurf
- ÜW: Ratten-, Menschenflöhe, Tröpfcheninfektion
- IZ: Ⓢ Ⓣ wenige Stunden bis Tage
- Immunität: langdauernd
- Impfung: aktiv

# Pest
Schwarzer Tod

## Symptome

- Prodromi: –
- Fieber: bis 40 °C, Schüttelfrost
- Je nach Manifestation entwickeln sich verschiedene Formen: Beulen- (Bubonenpest), Haut-, Lungenpest, Pestsepsis
- **Beulenpest (Bubonenpest):**
  - Plötzlich hohes Fieber, Schüttelfrost
  - Kopf-, Gliederschmerzen
  - Benommenheit
  - Bewusstseinsstörungen
  - Schmerzhafte, stark geschwollene LK im Stichbereich (meist in der Leiste, aber auch in der Achsel oder am Hals)
  - Ü/EB, Diarrhö
  - Sepsis in 25–50 % d. F. durch hämatogene bzw. lymphogene Aussaat
- **Lungenpest:**
  - Beginn wie Beulenpest
  - Zusätzlich Atemnot, Husten, schwarz-blutiger Auswurf, Dyspnoe
  - Daraus Entwicklung eines Lungenödems mit Kreislaufversagen
- **Pestsepsis** (v. a. Sekundärerkrankung):
  - Befall diverser Organe
  - Sehr hohes Fieber
  - Hauteinblutungen, gangränöse Hautnekrosen („schwarzer Tod“)
  - Organeinblutungen
  - ZNS-Symptome
  - Unbehandelt Tod nach 36 Stunden

## Komplikationen

- Pestsepsis mit multiplem Organbefall
- Unbehandelt hohe Letalität

## Therapie

Antibiotika

## Lernhinweise

- Weitaus am häufigsten ist die Beulenpest.
- Die Erkrankung kommt heute noch vereinzelt in Endemiegebieten in Asien, Afrika, Süd- und Nordamerika vor.
- In Deutschland wurden in den letzten Jahrzehnten (Stand 2018) keine Fälle gemeldet.

## Puerperalsepsis
Kindbettfieber



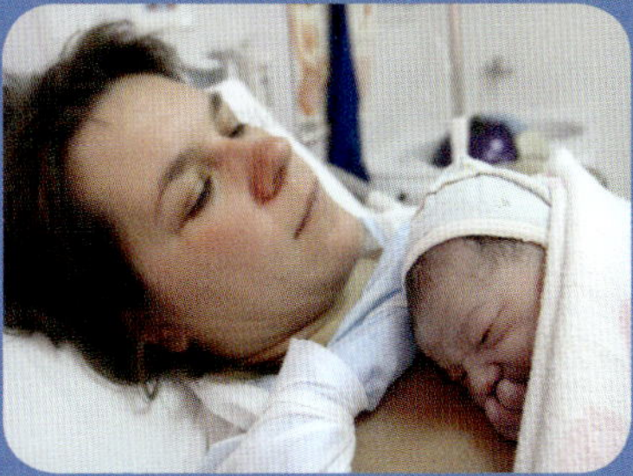

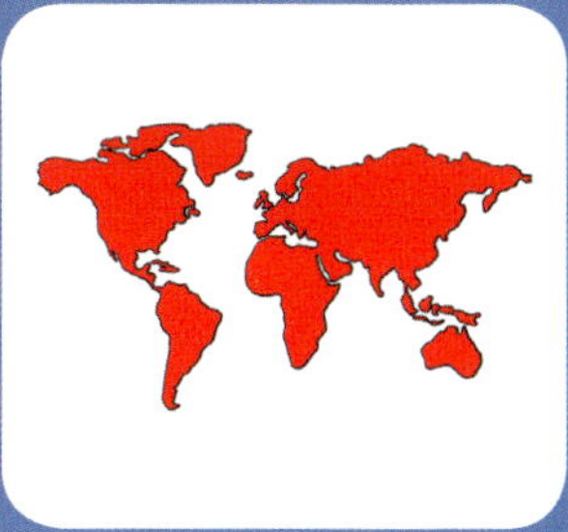

**Abb. M2** Die Wöchnerin kann u. U. lebensbedrohlich erkranken. [J787]

### Definition

Syn. Wochenbettfieber, Puerperalfieber. Die Puerperalsepsis ist eine Erkrankung der Mutter durch Eindringen von Erregern in die Geburtswunde mit Sepsisgefahr.

### IfSG

- § 24: Behandlungsverbot für Heilpraktiker
- § 34(1): Erkrankte dürfen Gemeinschaftseinrichtungen nicht besuchen **(bei Streptokokken)**

### Erreger/Immunität

- Erreger: v. a. β-hämolysierende Streptokokken der Gruppe A, Staphylokokken, E. coli, Gonokokken, anaerobe Erreger
- Err.-typ: Wundinfektionsbakterien
- Err.-res: Mensch, teilweise auch Tiere (anaerobe Erreger)
- Nachweis: Erreger im Blut
- ÜW: Wundinfektion als Schmier- oder Selbstinfektion
- IZ: Ⓣ wenige Tage
- Immunität: –
- Impfung: –

# Puerperalsepsis
Kindbettfieber



## Symptome

- Prodromi: –
- Fieber: hoch bei Sepsis
- **Lokalinfektion:**
  - Erreger dringen durch die Geburtswunde bis zur Gebärmutter vor
  - Übel riechender Wochenfluss
  - Fieber
  - Druckschmerzen im Unterleib
  - Evtl. aufsteigende Entzündung der inneren Geschlechtsorgane
- **Septische Ausbreitung:**
  - Hohes Fieber mit Schüttelfrost
  - Abwehrspannung im Unterbauch
  - Tachypnoe, Tachykardie
  - Durch Verbrauchskoagulopathie Entwicklung von Organblutungen und -versagen
  - Evtl. Schock mit Kreislaufversagen und Tod

## Komplikationen

- Sepsis mit Schockgefahr
- Wochenbettscharlach
- Postinfektiöse Glomerulonephritis

## Therapie

- Antibiotika
- Schocktherapie
- Evtl. Entfernung des Uterus

## Lernhinweise

- Die Erkrankung entwickelt sich v. a. nach Fehlgeburten.
- Warnzeichen ist eine mangelnde Gebärmutterrückbildung.
- Die Erkrankung ist nur dann mit einem Behandlungsverbot für Heilpraktiker belegt, wenn sie durch Streptokokken hervorgerufen wurde. Da man dies ohne Labordiagnostik nicht ausschließen kann, sollte sie grundsätzlich – auch aufgrund der Sorgfaltspflicht – nicht vom Heilpraktiker behandelt werden.

# Rückfallfieber

Febris recurrens



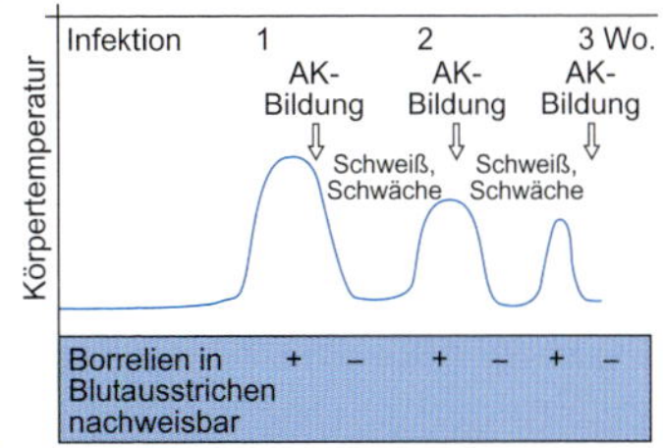


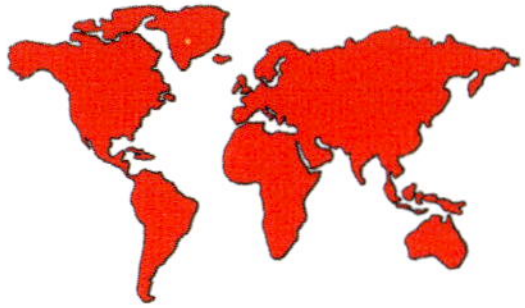

**Abb. M3** Fieberverlaufskurve: wiederkehrende, immer schwächere Fieberschübe. [G257]

## Definition

Rückfallfieber ist eine durch Läuse oder Zecken übertragene Zoonose mit typischen Fieberschüben. Man unterscheidet Läuse- (epidemisches Rückfallfieber) und Zeckenrückfallfieber (endemisches Rückfallfieber).

## IfSG

- § 7(1): Erregernennung, namentliche Meldung durch Labors
- § 15(3): Meldepflicht in einigen Bundesländern bei Erkrankung und Tod (2014: Sachsen)
- § 24: Behandlungsverbot für Heilpraktiker

## Erreger/Immunität

- Erreger: Borrelia recurrentis, duttonii
- Err.-typ: gramnegative Bakterien
- Err.-res: Mensch, Nager, Zecken
- Nachweis: Antikörper im Blut
- ÜW: Läuse, Zecken
- IZ: Ⓣ Ⓦ wenige Tage bis 2 Wochen
- Immunität: nur kurzfristig
- Impfung: –

# Rückfallfieber

Febris recurrens



## Symptome

- Prodromi: –
- Fieber: bis 41 °C, Schüttelfrost
- Plötzlicher Beginn mit Fieber bis 41 °C
- Nach 3–6 Tagen Fieberrückgang
- Erneuter Fieberschub nach 1 Woche
- Insgesamt ca. 3–5 Zyklen mit abnehmender Intensität und längeren freien Intervallen
- Starkes Krankheitsgefühl
- Kopf-, Gelenk-, Gliederschmerzen
- Evtl. Petechien während der 1. Fieberperiode
- Blutungsneigung
- Ü/EB
- Hepatosplenomegalie

## Komplikationen

- Meningitis, Neuritis
- Pneumonie
- Milzruptur
- Nephritis
- Herzversagen
- Zerebrale Blutungen

## Therapie

Antibiotika

## Lernhinweise

- Um 1900 weltweite Verbreitung, tritt heute noch in Gegenden mit unzureichender Hygiene auf.
- Vereinzelte Fälle in Deutschland sind v. a. auf Auslandsreisen zurückzuführen. 2015/2016 gab es zusammen 50 Erkrankungen bei afrikanischen Asylbewerbern. 2017 wurde keine Erkrankung gemeldet.
- Unbehandelt besteht eine Letalität bis 50 %, unter Antibiotikagabe bis 5 %.
- Zeckenrückfallfieber verläuft meist gutartiger als Läuserückfallfieber.

# Brucellose



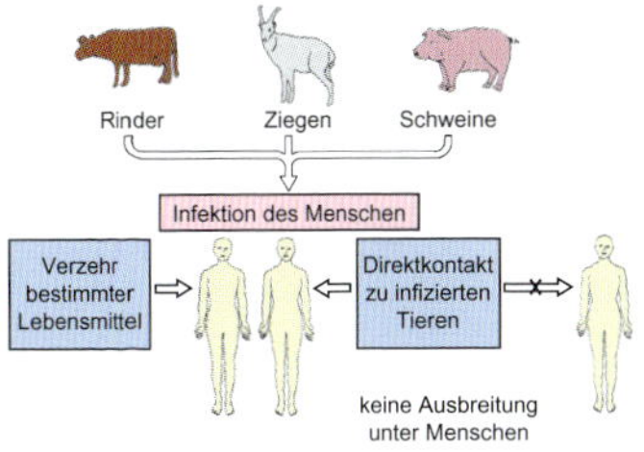


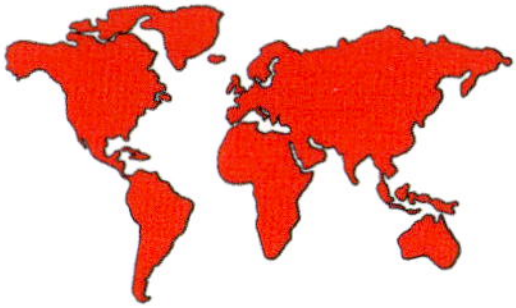

**Abb. M4** Ansteckungswege. [G257]

## Definition

Brucellosen sind Zoonosen mit einem charakteristischen wellenförmigen Fieberverlauf. Je nach Erreger unterscheidet man **Morbus Bang** (Brucella abortus: Rind), **Maltafieber** (Brucella melitensis: Ziege) und **Schweinebrucellose** (Brucella suis: Schwein).

## IfSG

- § 7(1): Erregernennung, namentliche Meldung durch Labors
- § 15(3): Meldepflicht in einigen Bundesländern bei Erkrankung und Tod (2014: Sachsen)
- § 24: Behandlungsverbot für Heilpraktiker

## Erreger/Immunität

- Erreger: Brucellen
- Err.-typ: gramnegative Bakterien
- Err.-res: Rind, Ziege, Schaf, Schwein
- Nachweis: Antikörper in Blut, Urin, Liquor
- ÜW: Urin, Kot, Fleisch-, Milchprodukte, Fruchtwasser
- IZ: Ⓦ 1–3 Wochen (bis Monate)
- Immunität: langanhaltend
- Impfung: für Rinder möglich

# Brucellose



## Symptome

- Prodromi: evtl. Müdigkeit, Schwäche
- Fieber: wellenförmig
- Relativ guter Allgemeinzustand
- Evtl. LK etwas ↑
- Grippale Symptome (Kopf-, Gliederschmerzen, Abgeschlagenheit)
- Nachtschweiß
- Langsamer Fieberanstieg bis 40 °C
- Undulierendes (wellenförmiges) oder remittierendes Fieber über mehrere Wochen: Fieberwellen dauer 7–21 Tage, dann 2–5-tägige fieberfreie Intervalle
- Hepatosplenomegalie
- Evtl. Exanthem, Roseolen
- Obstipation, Diarrhö
- Evtl. Verlauf über Monate bis Jahre, dabei oft rheumatische Symptome

## Komplikationen

- Befall fast aller Organe möglich: Arthritis, Meningitis, Enzephalitis, Neuritis, Bronchitis, Bronchopneumonie, Endokarditis, Hepatitis, Cholezystitis, Pankreatitis, Nephritis, Befall des Knochenmarks (Anämie, Thrompo-, Leukopenie)
- Chronifizierung

## Therapie

Antibiotika

## Lernhinweise

- Wichtigste Übertragungswege sind Rohmilch und Rohmilchprodukte.
- Die Erkrankung tritt in Deutschland selten auf, häufiger in den Mittelmeerländern oder Südamerika.
- In Deutschland Vorkommen als Berufskrankheit, z. B. bei Landwirten, Schlachtern.
- Zwischen 2014 und 2017 gab es mit 36–43 Fällen leicht höhere Fallzahlen als in den Jahren zuvor.

# AIDS

Systemische virale Erkrankungen **N1**

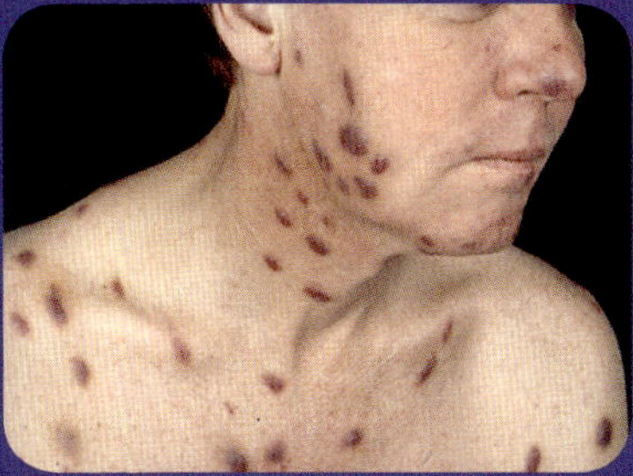

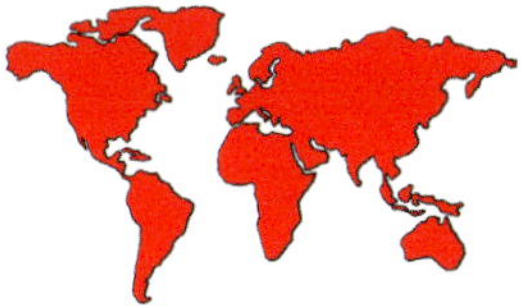

**Abb. N1** Kaposi-Sarkom. [M123]

## Definition

AIDS (Acquired Immune Deficiency Syndrome) ist eine seit 1981 bekannte Immunschwächekrankheit als Folge einer Infektion mit HIV.

## IfSG

- § 7(3): Erregernennung, nichtnamentliche Meldung durch Labors
- § 24: Behandlungsverbot für Heilpraktiker

## Erreger/Immunität

- Erreger: HIV 1 und HIV 2 mit Subtypen
- Err.-typ: Viren
- Err.-res: Mensch
- Nachweis: Antikörper im Blut
- ÜW: Geschlechtsverkehr, Blut, peri-, postnatal
- IZ: Ⓜ Ⓙ Monate bis Jahre
- Immunität: –
- Impfung: –

# AIDS



## Symptome

- Prodromi: –
- Fieber: –
- **Akute HIV-Krankheit** (nach 2–6 Wochen):
  - Grippeähnlich mit Fieber, Ü/EB, Diarrhö, Muskel-, Gelenk-, Kopfschmerzen
  - Mononukleoseähnlich
  - Exantheme
  - LK ↑
- **Latenzphase** (z. T. Jahre symptomlos)
- **HIV-assoziierte Krankheiten:**
  - Candida-Befall
  - Zervikale Dysplasie
  - Leukoplakie
  - Herpes zoster
  - Listeriose
  - Abszesse
  - Neuropathie
- **AIDS-definierende Krankheiten:**
  - Schwere opportunistische Infektionen, z. B. Pneumocystis-jirovecii-Pneumonie, ZNS-Toxoplasmose, chronische Herpes-simplex-Erkrankungen, Salmonellose, Kryptokokkose
  - Non-Hodgkin-Lymphom
  - Kaposi-Sarkom
  - HIV-Enzephalopathie
  - Wasting-Syndrom mit allgemeinem Verfall

## Komplikationen

Tod durch diverse AIDS-definierende Krankheiten

## Therapie

Transkriptase-, Protease- und Fusions-Hemmer

## Lernhinweise

- Eine Heilung ist bisher nicht möglich.
- Eine antivirale Kombinationstherapie ermöglicht heute oft ein Absenken der Viruslast unterhalb der Nachweisgrenze.
- 2016 wurden in Deutschland 3.419 Fälle gemeldet. Erstinfektionen nehmen nach wie vor zu. Bei 80 % der Neuinfektionen handelt es sich um Männer, ⅔ der Neuinfektionen erfolgt durch homosexuelle Kontakte.

# Influenza

Echte Grippe

Systemische virale Erkrankungen **N2**

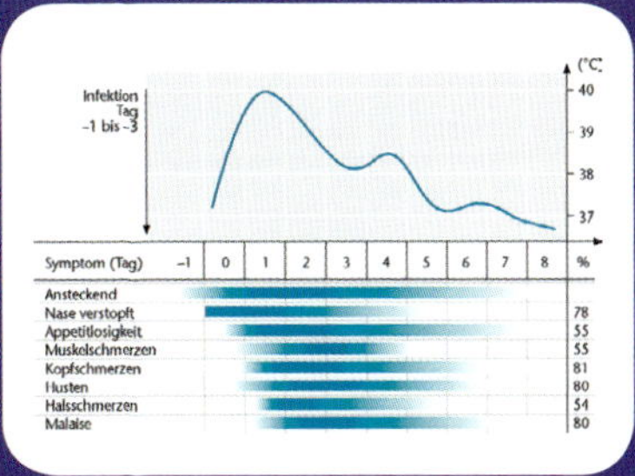


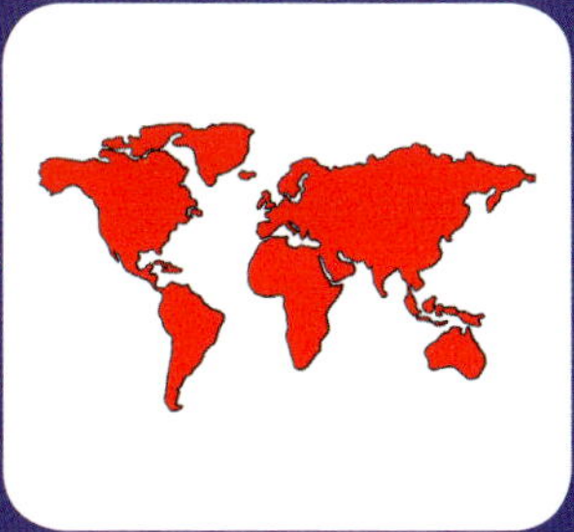

**Abb. N2** Fieberverlauf und Symptome. [A300]

## Definition

Syn. Virusgrippe. Die Influenza ist eine epi- oder pandemische, hochakute Infektion der Atemwege mit diversen Komplikationen.

## IfSG

- § 6: Meldepflicht bei Verdacht, Erkrankung und Tod **(nur zoonotische Influenza)**
- § 7(1): Erregernennung, namentliche Meldung durch Labors
- § 15(3): Meldepflicht in einigen Bundesländern bei Erkrankung und Tod (2014: Sachsen für alle Influenza-Arten)
- § 24: Behandlungsverbot für Heilpraktiker

## Erreger/Immunität

- Erreger: Influenzavirus Typ A, B, C
- Err.-typ: Myxoviren (auch Subtypen)
- Err.-res: Mensch (auch diverse Tiere)
- Nachweis: Antikörper im Blut, Erreger im Rachensekret
- ÜW: Tröpfcheninfektion
- IZ: Ⓣ 1–3 Tage
- Immunität: nur serotypen-spezifisch
- Impfung: aktiv (nur bekannte Typen)

**Influenza**
Echte Grippe

Systemische virale Erkrankungen **N2**

## Symptome

- Prodromi: –
- Fieber: bis 40 °C
- **Einfache Erkältung** (in ca. 80 % d. F.):
  - Allgemeine Erkältungssymptome
  - Unproblematischer Verlauf
- **Schwerer Verlauf** (in ca. 20 % d. F.):
  - Plötzlicher Fieberanstieg bis auf 40 °C mit Schüttelfrost innerhalb von Stunden
  - Starkes Krankheitsgefühl mit Kopf-, Glieder-, Muskelschmerzen
  - Husten, Schnupfen, Heiserkeit
  - Evtl. Ü/EB, Diarrhö
  - Evtl. LK ↑
  - Nach 1–2 Wochen Fieberabfall, evtl. mit kritischer Entfieberung
  - Oft langdauernde Rekonvaleszenz (Postinfluenzaasthenie)

## Komplikationen

- Pneumonie
- Meningitis
- Enzephalitis
- Herzinsuffizienz
- Bakterielle Superinfektionen

## Therapie

- Symptomatisch
- Virustatika

## Lernhinweise

- Influenza-Virus Typ A/H5N1 ist Auslöser der **Vogelgrippe** (aviäre Influenza) beim Menschen. Sie gehört zu den zoonotischen Formen der Influenza. Es besteht daher **Meldepflicht** gemäß § 6 IfSG.
- 2017 wurden in Deutschland 95.943 Fälle gemeldet. Hierbei handelt es sich um eine hohe Infektionszahl.

## Mononukleose
Pfeiffer-Drüsenfieber

Systemische virale Erkrankungen **N3**

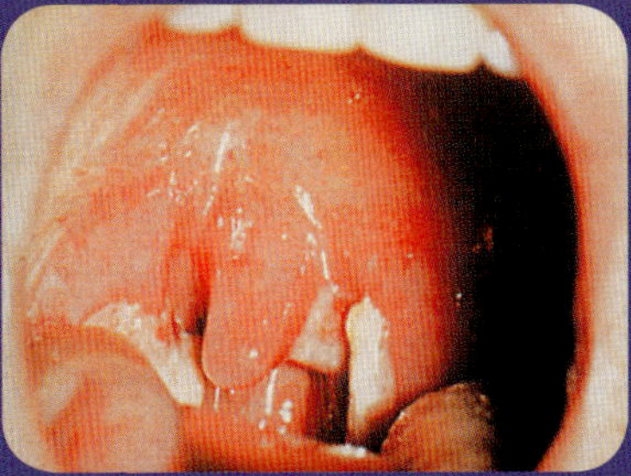

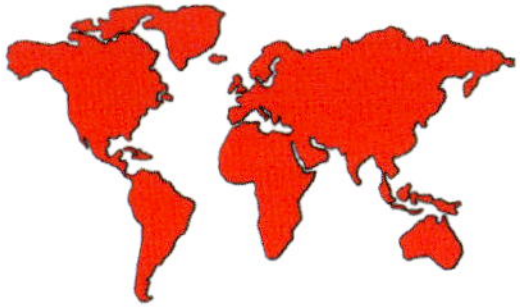

**Abb. N3** Grauweißlicher, abwischbarer Belag auf den Tonsillen, am Gaumen Petechien. [M480]

### Definition

Syn. Mononucleosis infectiosa, Monozytenangina, Kissing disease, Studentenfieber. Die infektiöse Mononukleose ist eine meist harmlose Erkrankung des lymphatischen Gewebes mit langdauernder Rekonvaleszenz.

### IfSG

–

### Erreger/Immunität

- Erreger: Epstein-Barr-Virus
- Err.-typ: Humanes-Herpes-Virus-4
- Err.-res: Mensch
- Nachweis: Antikörper im Blut
- ÜW: Tröpfcheninfektion
- IZ: Ⓦ 1–7 Wochen
- Immunität: –
- Impfung: –

# Mononukleose

Pfeiffer-Drüsenfieber

Systemische virale Erkrankungen **N3**

## Symptome

- Prodromi: leicht, grippeähnlich
- Fieber: meist 38–39 °C
- **Prodromalstadium:**
  - Müdigkeit
  - Frösteln
  - Kopf-, Gliederschmerzen
- **Hauptphase** (Dauer meist 1–3 Wochen):
  - Fieber (38–39 °C)
  - Schwellung von lymphatischem Gewebe: regional oder generalisiert LK ↑, Tonsillitis mit leicht abwischbaren Belägen, Milzschwellung
  - Leberschwellungen
  - Evtl. petechiale Blutungen am Gaumen
  - Nachtschweiß
  - Fauliger Mundgeruch
  - Leukozytose mit typischen mononukleären T-Lymphozyten
  - Masernähnliches Exanthem v. a. nach Antibiotikagabe

## Komplikationen

- Lange Rekonvaleszenz
- Meningitis
- Myokarditis
- Milzruptur
- Anämie, Thrombopenie
- Bakterielle Sekundärinfektionen

## Therapie

Symptomatisch

## Lernhinweise

- Die Mononukleose verläuft häufig komplikationsarm.
- Nach einer Infektion persistiert der Erreger lebenslang im menschlichen Körper.
- Das Epstein-Barr-Virus gilt für viele chronische Erkrankungen als möglicher Auslöser, z. B. für M. Hodgkin und Non-Hodgkin-Erkrankungen. Allerdings sind diese Annahmen noch nicht gesichert.

# Zytomegalie

Speicheldrüsenviruskrankheit

Systemische virale Erkrankungen **N4**

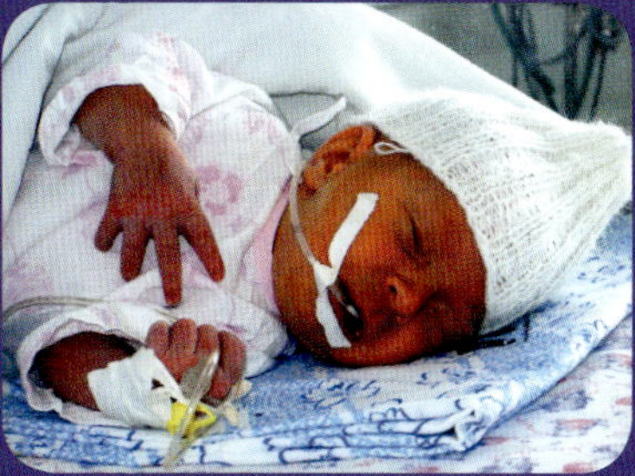

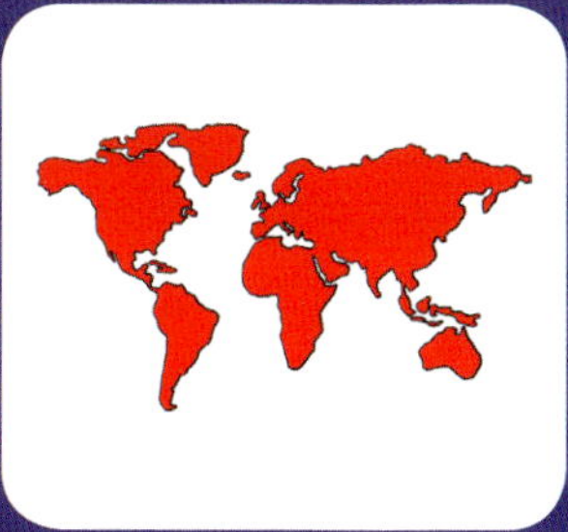

**Abb. N4** Bei angeborener Zytomegalie gibt es schwerwiegende Schädigungen. [J787]

## Definition

Syn. Einschlusskörperchenkrankheit. Zytomegalie ist nur bei Immunschwäche bzw. als angeborene Erkrankung eine gefährliche Virus-Erkrankung.

## IfSG

- § 15(3): Meldepflicht in einigen Bundesländern bei Erkrankung und Tod durch **angeborene Zytomegalie** (2014: Sachsen)
- § 24: Behandlungsverbot für Heilpraktiker **(nur bei genitaler Infektion)**

## Erreger/Immunität

- Erreger: Zytomegalievirus
- Err.-typ: Humanes-Herpes-Virus-5
- Err.-res: Mensch
- Nachweis: Antikörper im Blut
- ÜW: Tröpfcheninfektion, genital, oral, prä-, perinatal, Transfusion
- IZ: Ⓦ 2–10 Wochen
- Immunität: –
- Impfung: passiv (wenig erfolgreich)

# Zytomegalie
Speicheldrüsenviruskrankheit



## Symptome

- Prodromi: –
- Fieber: möglich
- Bei Erwachsenen zu 99 % fast symptomlos, ev. mononukleoseähnlich
- LK ↑
- Bei **Immunschwäche** folgende Symptome:
  - Fieber
  - Pneumonie
  - Hepatitis
  - Meningoenzephalitis
  - Chorioretinitis (bis zur Erblindung)
  - Ulzerationen im Magen-Darm-Trakt
- **Angeborene Zytomegalie:**
  - Hydro-, Mikrozephalus
  - Schädigungen von Auge und Innenohr
  - Fehlbildungen der Herz-Kreislauf-Systems
  - Enzephalitis
  - Hepatosplenomegalie
  - Hämorrhagische Diathese
  - Hepatitis mit Ikterus
  - Nach der Geburt v. a. Pneumonie, Hydrozephalus, neurologische und psychische Symptome (Krampfneigung, Entwicklungsmängel, Verhaltensstörungen)
  - Tod in bis zu 30 % d. F.

## Komplikationen

- Hepatitis
- Polyneuritis

## Therapie

- Symptomatisch
- Evtl. Virustatika

## Lernhinweise

- Die angeborene Zytomegalie betrifft ca. 0,1 % aller Neugeborenen.
- Sie ist die häufigste von der Mutter auf den Fetus übertragene Infektion.
- Je weiter fortgeschritten die Schwangerschaft ist, umso größer ist die Wahrscheinlichkeit einer Schädigung und umso geringer ist deren Schwere.

## Scabies
Krätze

Parasitäre Erkrankungen **01**

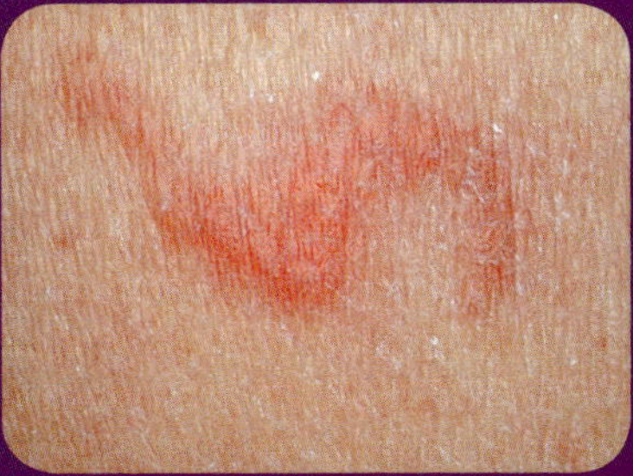

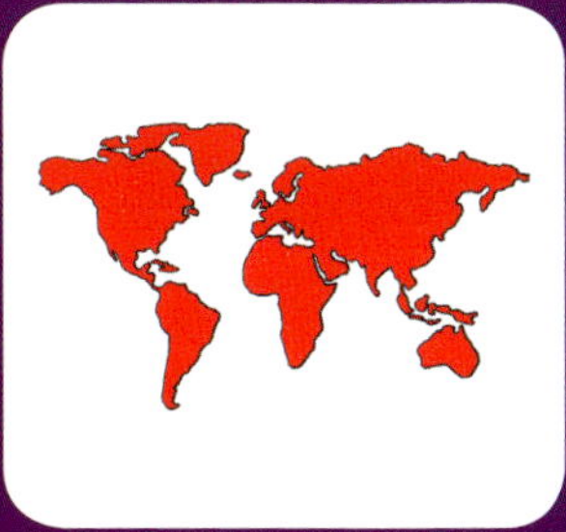

**Abb. 01** Winklige Hautrötung (= Gang). [M123]

### Definition

Scabies ist eine stark juckende Hauterkrankung nach Befall mit den begatteten Weibchen der Krätzmilbe.

### IfSG

- § 24: Behandlungsverbot für Heilpraktiker
- § 34(1): Erkrankte dürfen Gemeinschaftseinrichtungen nicht besuchen

### Erreger/Immunität

- Erreger: Krätzmilbe
- Err.-typ: Insekten
- Err.-res: Mensch
- Nachweis: makroskopisch
- ÜW: Kleidung, Handtücher, Gegenstände, sexuell
- IZ: Ⓦ 1–6 Wochen
- Immunität: –
- Impfung: –

## Scabies

Krätze



### Symptome

- Prodromi: –
- Fieber: –
- Bläschen, Quaddeln, Papeln, Pusteln und Krusten v. a. in den Zwischenfingerräumen, Beugeseiten der Hand- und Kniegelenke sowie im Genitalbereich
- Winkelige Hautrötungen
- Juckreiz:
  - Oft so stark, dass es zum Aufkratzen der Gänge kommt
  - Tritt meist nachts auf, da die Milben im warmen Bett ihre Gänge verlassen

### Komplikationen

- Sekundärinfektionen an den aufgekratzten Wunden
- Hauteiterungen

### Therapie

Insektizide (einmalige Behandlung reicht i. d. R. aus)

### Lernhinweise

- Die befruchteten Weibchen bohren sich in winkelig angelegten Gängen in die Haut und legen dort Kot und Eier ab.
- Ein Zusammenhang zwischen schlechter Körperhygiene und dem Auftreten von Scabies ist unwahrscheinlich.
- Scabies wird bei **Tieren Räude** genannt.

# Toxoplasmose

Parasitäre Erkrankungen **O2**

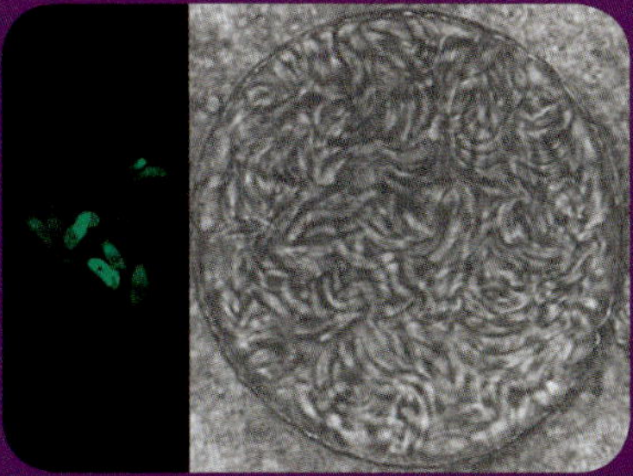

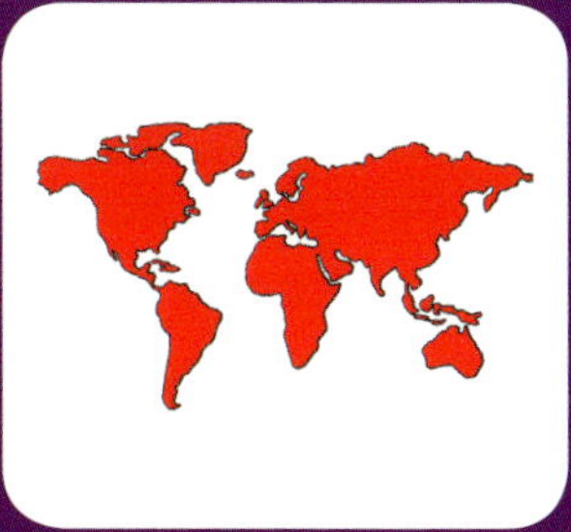

**Abb. O2** Erregergefüllte Zyste. [E355]

## Definition

Die Toxoplasmose ist eine verbreitete, meist symptomarme Zoonose. Die angeborene Toxoplasmose führt dagegen zu schwerwiegenden Schädigungen.

## IfSG

- § 7(3): Erregernennung, nichtnamentliche Meldung durch Labors **(angeborene Toxoplasmose)**
- § 15(3): Meldepflicht in einigen Bundesländern bei Erkrankung und Tod durch **angeborene Toxoplasmose** (2014: Sachsen)
- § 24: Behandlungsverbot für Heilpraktiker

## Erreger/Immunität

- Erreger: Toxoplasma gondii
- Err.-typ: Protozoen
- Err.-res: Katzen, Eier, rohes Fleisch, Milch
- Nachweis: Antikörper im Blut
- ÜW: Nahrungsmittel, Schmierinfektion, diaplazentar, Katzen
- IZ: Ⓦ 1–3 Wochen, evtl. länger
- Immunität: lebenslang
- Impfung: –

# Toxoplasmose



## Symptome

- Prodromi: –
- Fieber: –
- Bei Erwachsenen oft symptomlos
- Evtl. grippeähnliche Symptome
- Lokal oder generalisiert LK ↑, häufig im Hals- und Nackenbereich
- Es kann zur Abkapselung der Erreger in Zysten kommen
- Bei Abwehrschwäche Reinfektion aus den Zysten mit rezidivierenden Schüben möglich, alle Organe können befallen werden → Enzephalitis, Retinochorioiditis, Myokarditis, Myositis, Pneumonie, Lähmungen
- **Angeborene Toxoplasmose:**
  - Gefährliche Erkrankung bei Erstinfektion der Mutter während der Schwangerschaft
  - Je nach Infektionszeitpunkt Tot- oder Frühgeburt mit schweren Organschäden, v. a. Retinochorioiditis und ZNS-Schäden

## Komplikationen

- Rezidiv nach Zystenbildung
- Enzephalitis
- Schädigung des Fetus bei angeborener Form

## Therapie

- Antibiotika
- Symptomatisch

## Lernhinweise

- Schwangere sollten keine rohen tierischen Nahrungsmittel essen und Katzen meiden.
- In Deutschland sind die Fallzahlen von Toxoplasmose-Erkrankungen rückläufig, 2017 wurden 7 Fälle konnataler Toxoplasmose gemeldet. Von einer hohen Dunkelziffer ist jedoch auszugehen.

**Trichinose**
Trichinellose

Parasitäre Erkrankungen **03**

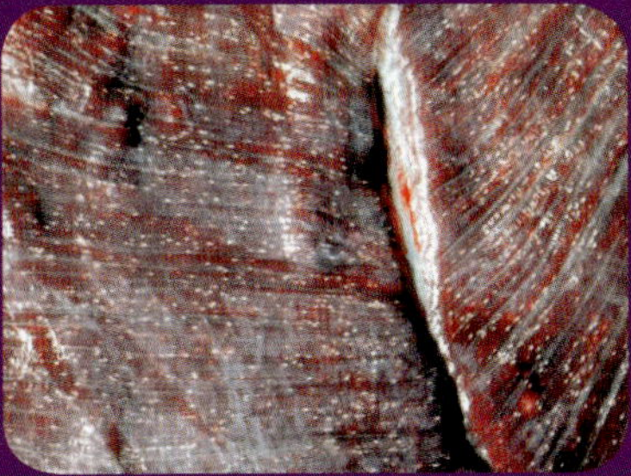

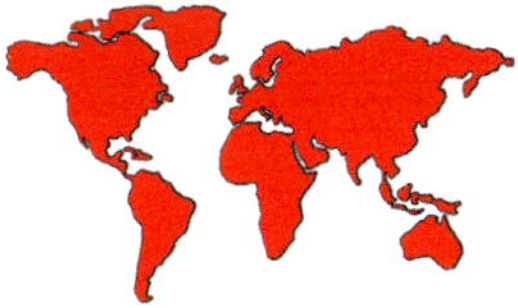

**Abb. 03** Larvenkapsel in einer Muskelfaser. [E907]

## Definition

Syn. Trichiniasis. Die Trichinose ist eine Wurmerkrankung, die vom Darm ausgehend besonders die Muskulatur befällt.

## IfSG

- § 7(1): Erregernennung, namentliche Meldung durch Labors
- § 15(3): Meldepflicht in einigen Bundesländern bei Erkrankung und Tod (2014: Sachsen)
- § 24: Behandlungsverbot für Heilpraktiker

## Erreger/Immunität

- Erreger: Trichinella spiralis
- Err.-typ: Fadenwürmer
- Err.-res: Schweine
- Nachweis: Muskelbiopsie, Antikörper im Blut
- ÜW: ungenügend erhitzte Schweinefleischprodukte
- IZ: Ⓦ 1–4 Wochen
- Immunität: –
- Impfung: –

# Trichinose
Trichinellose



## Symptome

- Prodromi: –
- Fieber: bei Muskeltrichinose
- **Darmtrichinose (nach 1 Woche):**
  - Ü/EB
  - Kolikartige Bauchschmerzen
  - Durchfall
  - Abgeschlagenheit
- **Muskeltrichinose (nach 2–4 Wochen):**
  - Muskelschmerzen
  - Muskelschwäche
  - Hohes Fieber
  - Ödeme, v. a. im Gesicht

## Komplikationen

- Myokarditis
- Bei Zwerchfellbefall Ateminsuffizienz
- Meningitis, Enzephalitis

## Therapie

- Anthelminthika
- Entzündungshemmer (Glukokortikoide)
- Analgetika

## Lernhinweise

- In Europa tritt die Trichinose selten auf, da die Larvenkapseln bei der obligatorischen Fleischbeschau erkannt werden.
- Fadenwurmlarven gelangen in den Darm → erwachsene Weibchen bringen bis zu 1.500 neue Larven hervor → gelangen über Darmzotten in die Blutbahn → setzen sich in Skelettmuskulatur, Auge, Herz, Zwerchfell fest → Abkapselung und Verkalkung → Erkrankung heilt unbehandelt oft nach Monaten aus

**Verlausung**
Pedikulose

Parasitäre Erkrankungen **04**

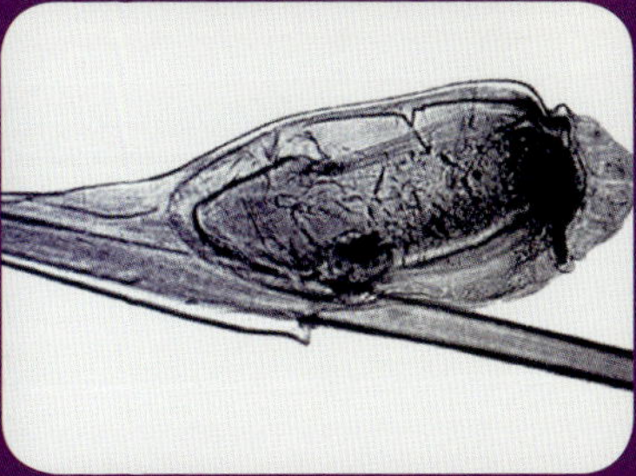

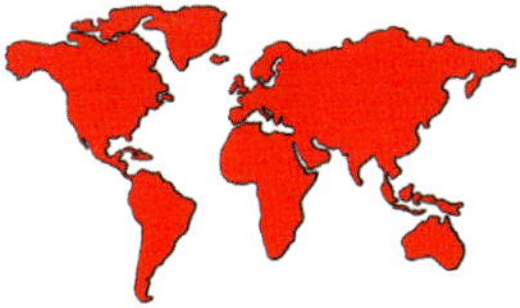

**Abb. 04** Nisse. [M123]

## Definition

Die Pedikulose ist eine parasitäre Erkrankung, die durch Kopf-, Filz- oder Kleiderläuse hervorgerufen wird. Kopfläuse sind ein Problem von Gemeinschaftseinrichtungen, Kleider- und Filzläuse ein Hygieneproblem.

## IfSG

§ 34(1): Erkrankte dürfen Gemeinschaftseinrichtungen nicht besuchen

## Erreger/Immunität

- Erreger: Kopf-, Filz-, Kleiderlaus
- Err.-typ: Läuse (Ektoparasiten)
- Err.-res: Mensch
- Nachweis: Inspektion
- ÜW: Körperkontakt, Kleidung, Bettwäsche
- IZ: Ⓦ 1–3 Wochen
- Immunität: –
- Impfung: –

# Verlausung

Pedikulose



## Symptome

- Prodromi: –
- Fieber: –
- **Kopfläuse:**
  - Vorkommen v. a. in Schulen oder Kindergärten
  - Besiedeln besonders den Hinterkopf (hinter den Ohren) und ernähren sich von Blut
  - Einstichstellen jucken
  - Evtl. Bläschenbildung und eitriger Hautausschlag
  - Sichtbar sind besonders die Eier der Läuse, die weißlichen Nissen
- **Filzläuse:**
  - Besiedeln Schambehaarung
  - Evtl. schwach juckende livide Hautflecken („Taches bleues")
- **Kleiderläuse:**
  - Verbreiten sich besonders in Notzeiten
  - Kleine, juckende Schwellungen
  - Können u. a. Fleckfieber (› Karte F2) und Rückfallfieber (› Karte M3) verbreiten

## Komplikationen

Sekundärinfektionen nach Aufkratzen der Stichwunden

## Therapie

- Insektizide (Kopf-, Filzläuse)
- Hygiene (Filz-, Kleiderläuse)

## Lernhinweise

- Die Anwendung von Insektiziden erfordert eine 2. Behandlung nach 8–10 Tagen (Hinweise der Packungsbeilage beachten).
- Da die Verlausung in § 34 IfSG ausdrücklich von den Erkrankungen getrennt aufgeführt wird, besteht auch **kein Behandlungsverbot** für Heilpraktiker nach § 24 IfSG.

## Virushepatitis

Bunte Gruppe **P1**

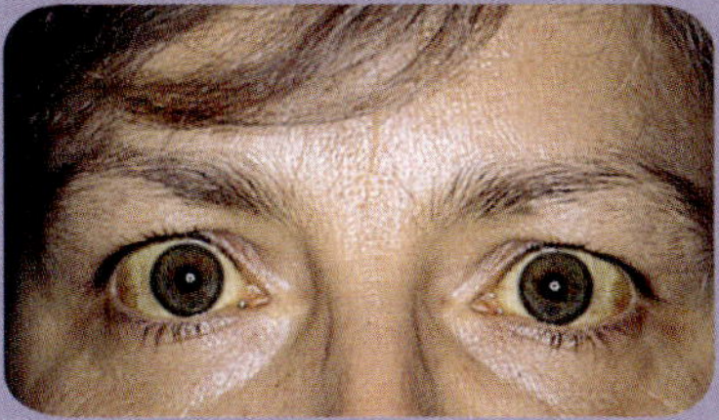

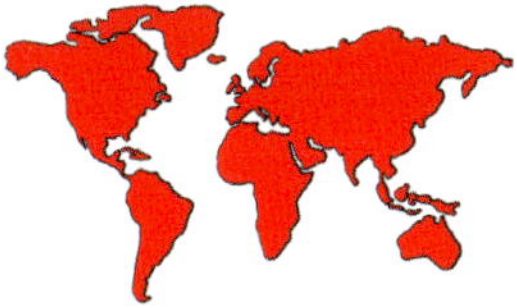

**Abb. P1** Sklerenikterus. [R246]

### Definition

Eine Hepatitis kann durch Hepatitis-Viren fäkal-oral (Hepatitis A und E) oder durch Blut, sexuell (Sperma) und perinatal (Hepatitis B, C und D) übertragen werden. Aber auch andere Erreger können eine Hepatitis verursachen: Eppstein-Barr-, Zytomegalie-, Herpes-simplex-, Varizella-zoster-, Gelbfieber-, Mumps-, Rubella-Virus und Enteroviren.

### IfSG

- § 6: Meldepflicht bei Verdacht, Erkrankung und Tod
- § 7(1): Erregernennung, namentliche Meldung durch Labors
- § 8: Meldepflicht für Ärzte und Heilpraktiker
- § 24: Behandlungsverbot für Heilpraktiker
- § 34(1): Erkrankte dürfen Gemeinschaftseinrichtungen nicht besuchen **(Hepatitis A und E)**
- § 42: Verbote im Umgang mit Lebensmitteln **(Hepatitis A und E)**

### Erreger/Immunität

- Erreger: HAV, HBV, HCV, HDV, HEV
- Err.-typ: Viren
- Err.-res: Mensch
- Nachweis: Antikörper im Blut
- ÜW: HAV und HEV fäkal-oral, HBV, HCV, HDV über Blut und sexuell
- IZ: Ⓦ Ⓜ Hepatitis A und E 2–6 Wochen, Hepatitis B, C und D 1–6 Monate
- Immunität: –
- Impfung: aktiv und passiv (Hepatitis A und B)

## Symptome

- Prodromi: unspezifisches Krankheitsgefühl mit grippalen Symptomen
- Fieber: –
- **Prodromalstadium** (1–10 Tage):
  - Krankheitsgefühl mit grippalen Symptomen
  - Kopfschmerzen
  - Müdigkeit, Leistungsminderung
  - Ü/EB, Diarrhö
  - Schmerzen im rechten Oberbauch
- **Organstadium** (2–10 Wochen):
  - Subjektiv nun besseres Empfinden
  - Ikterus (⅓ d. F.) zuerst der Skleren, dann der gesamten Haut
  - Juckreiz
  - Urin dunkel
  - Stuhl hell
  - Hepatosplenomegalie
  - Evtl. Spider naevi, Palmar-, Plantarerythem
  - Transaminasen (GPT, GOT) ↑
  - γ-GT ↑, alkalische Phosphatase ↑
  - Indirektes und direktes Bilirubin ↑
- **Rekonvaleszenzstadium**

## Komplikationen

Hepatitis B, C und D:

- Chronischer Verlauf
- Leberzirrhose
- Leberkarzinom
- Coma hepaticum
- Tod

## Therapie

- Symptomatisch
- Interferon

## Lernhinweise

- Hepatitis A und E heilen oft komplikationslos aus.
- Hepatitis B, C und D haben evtl. komplikationsreiche und chronische Verläufe.
- Die Erreger HFV und HGV scheinen keine Hepatitis hervorzurufen.
- In Deutschland wurden 2017 gemeldet: Hepatitis A (1.232 Fälle), B (3.582 Fälle), C (4.798 Fälle), D (33 Fälle), E (2.943 Fälle), Non A–E kein Fall. Die Fallzahlen steigen teilweise dramatisch an (z. B. HEV).

## Trachom
Ägyptische Körnerkrankheit

Bunte Gruppe **P2**

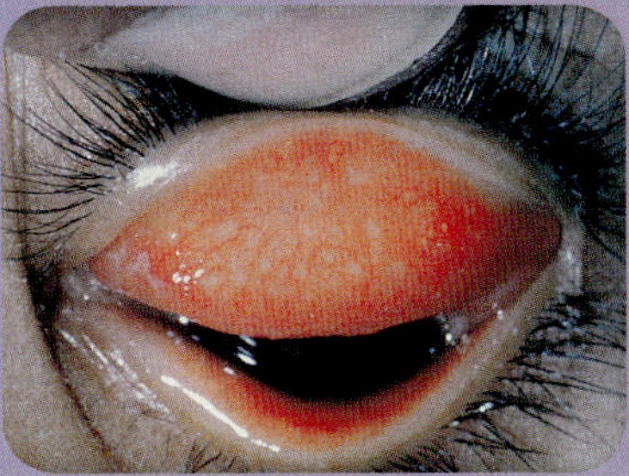

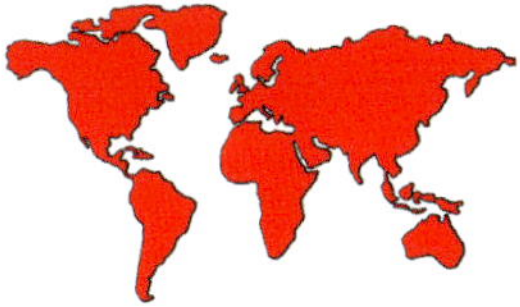

**Abb. P2** Gelb-weißliche, wenig erhabene Lymphfollikel an der Bindehaut des Oberlids. [E321]

### Definition

Das Trachom ist eine besonders in den Tropen vorkommende bakterielle Augenerkrankung mit Erblindungsgefahr. Es ist weltweit die häufigste Ursache für eine Erblindung durch eine Infektionkrankheit. Die Erkrankung beginnt oft schon im Kindesalter.

### IfSG

–

### Erreger/Immunität

- Erreger: Chlamydia trachomatis A–C
- Err.-typ: gramnegative Bakterien
- Err.-res: Mensch
- Nachweis: Erreger im Abstrich
- ÜW: Schmierinfektion
- IZ: Ⓦ 1–2 Wochen
- Immunität: –
- Impfung: –

# Trachom
Ägyptische Körnerkrankheit

Bunte Gruppe **P2**

## Symptome

- Prodromi: –
- Fieber: –
- Zunächst akute Konjuntivitis mit Jucken und starkem Fremdkörpergefühl am Auge
- Übergang in eine chronische Konjunktivitis mit Bildung von bindegewebigen Narben
- Im Laufe der Jahre kommt es zur Vernarbung der Hornhaut und Erblindung nach 25–30 Jahren
- Evtl. regionale LK ↑

## Komplikationen

- Erblindung durch Vernarbung der Kornea
- Deformation der Augenlider

## Therapie

- Antibiotika
- Operative Korrektur von Lidfehlstellungen
- Evtl. Keratoplastik

## Lernhinweise

- Vorkommen bevorzugt in Afrika, Italien und Osteuropa.
- Chlamydia trachomatis ist in seinen Subtypen L1–L3 Auslöser des Lymphogranuloma venereum (› Karte A3).
- Zur Verminderung der Häufigkeit der Erkrankung können die Verbesserung der Hygiene und sauberes Trinkwasser beitragen.

## Keratokonjunktivitis
Keratokonjunktivitis epidemica

Bunte Gruppe **P3**

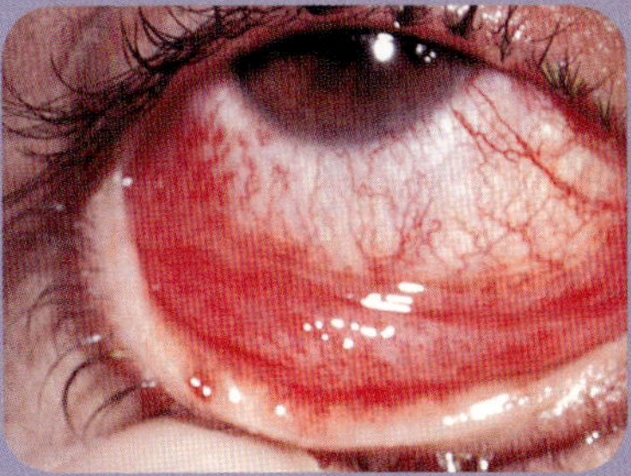

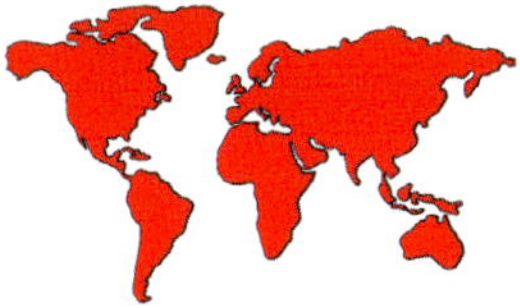

**Abb. P3** Rotes Auge (durch Gefäßerweiterungen) und vermehrtes Exsudat. [E315]

### Definition

Syn. Augengrippe. Die Keratokonjunktivitis epidemica ist eine hochansteckende Bindehautentzündung als Folge einer Infektion mit Adenoviren.

### IfSG

- § 7(1): Erregernennung, namentliche Meldung durch Labors
- § 15(3): Meldepflicht in einigen Bundesländern bei Verdacht und Erkrankung (2014: Sachsen-Anhalt) bzw. Erkrankung und Tod (2014: Thüringen)
- § 24: Behandlungsverbot für Heilpraktiker

### Erreger/Immunität

- Erreger: Adenoviren mit Subtypen
- Err.-typ: Viren
- Err.-res: Mensch
- Nachweis: Erreger im Abstrich
- ÜW: Tröpfchen-, Schmierinfektion
- IZ: Ⓣ 5–10 Tage
- Immunität: erregerspezifisch
- Impfung: –

## Keratokonjunktivitis
Keratokonjunktivitis epidemica

Bunte Gruppe **P3**

### Symptome

- Prodromi: –
- Fieber: –
- Präaurikuläre LK ↑
- Beginn als Konjunktivitis mit Rötung, Schwellung, Tränenfluss, Brennen, Fremdkörpergefühl, Lichtscheu
- In 50 % d. F. Befall der Hornhaut (Keratitis): starke Schmerzen, extremer Sehverlust innerhalb kürzester Zeit, Hornhauttrübung
- Meist komplikationsloses Abklingen nach 2–4 Wochen

### Komplikationen

Sehstörungen

### Therapie

Symptomatisch

### Lernhinweise

- Die Erkrankung beginnt meist einseitig und breitet sich dann auf das zweite Auge aus.
- Der Hauptübertragungsweg sind kontaminierte Untersuchungsinstrumente oder Gegenstände wie Türklinken, Handtücher, Spielzeug in Praxen, Krankenhäusern oder Gemeinschaftseinrichtungen.

## Gasbrand
Gasödem

Bunte Gruppe **P4**

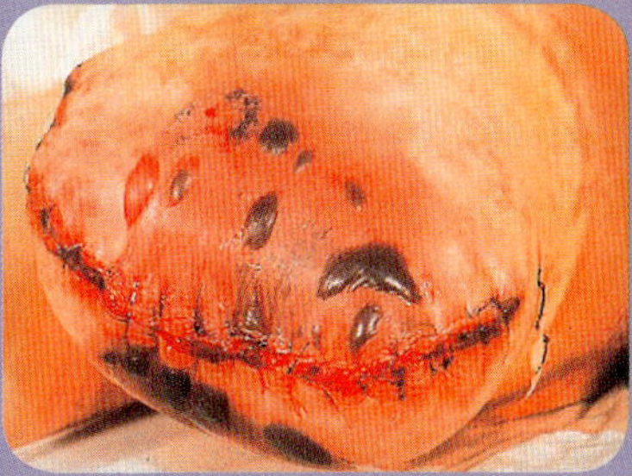

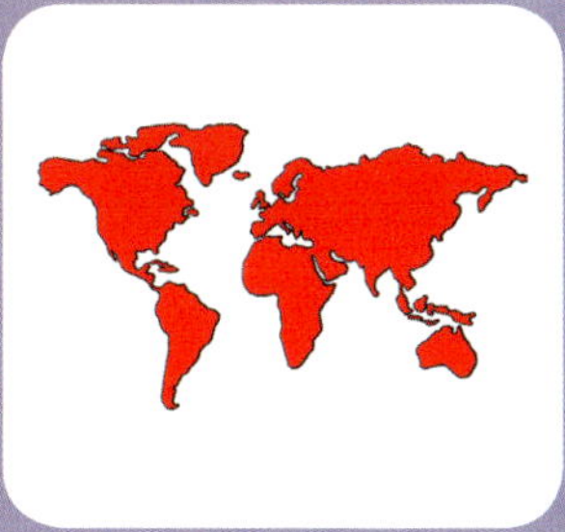

**Abb. P4** Livide-bläulicher Gewebsuntergang mit Bläschenbildung. [G157]

### Definition

Syn. Gangraena emphysematosa. Gasbrand ist eine anaerobe Wundinfektion mit einem hochpathogenen Erreger. Er kommt nur in abgestorbenem Gewebe ohne Verbindung zur Körperoberfläche mit dann meist tödlichem Verlauf vor.

### IfSG

–

### Erreger/Immunität

- Erreger: Clostridium perfringens u. a.
- Err.-typ: grampositive Bakterien
- Err.-res: Mensch
- Nachweis: Erreger im Abstrich
- ÜW: Schmierinfektion
- IZ: Ⓣ 3–5 Tage
- Immunität: –
- Impfung: –

## Gasbrand

Gasödem

Bunte Gruppe **P4**

### Symptome

- Prodromi: –
- Fieber: hohes Fieber
- Starkes Krankheitsgefühl
- Anfangs sehr schmerzhafte Rötung und Schwellung im Wundbereich
- Livide-bräunlicher Gewebeuntergang mit Bläschenbildung
- Bläschen mit faulig riechendem Sekret gefüllt
- Beim Betasten der betroffenen Haut knistern die Bläschen
- Evtl. Verwirrtheit

### Komplikationen

- Sepsis
- Multiples Organversagen
- Tod (Letalität 30–50 %)

### Therapie

- Antibiotika
- Operative Eröffnung der Wunden
- Amputation
- Hyperbare Oxygenierung

### Lernhinweise

- Die Erkrankung breitet sich v. a. in schlecht versorgten Wunden in bereits abgestorbenem Gewebe in **anaerober Umgebung** aus.
- Erreger produziert in anaerober Umgebung $CO_2$ sowie Toxine, die zum lokalen Gewebeuntergang führen und die Ausbreitung der Erkrankung weiter begünstigen.
- Gasbrand war früher in Kriegszeiten und in Krankenhäusern eine gefürchtete und häufige Erkrankung.

# Übersicht über relevante Gesetze und Vorschriften



## Thema

Übersicht über für den Heilpraktiker in seiner Berufsausübung wichtige Gesetze und Vorschriften.

## Zusammenfassung

- Zusätzlich zum Heilpraktikergesetz und Infektionsschutzgesetz (IfSG) gibt es eine Vielzahl an Gesetzen und Vorschriften, die der Heilpraktiker beachten muss.
- Die Einhaltung der Hygienevorschriften ist von großer Bedeutung.
- Praxen müssen auch die Umsetzung der Vorschriften der Datengrundschutzverordnung (DSGVO) sicherstellen.

## Merke

- Die Kenntnisse über die Gesetze und Vorschriften sind sowohl für die schriftliche und mündliche Überprüfung beim Gesundheitsamt als auch für die Tätigkeit in der Praxis sehr wichtig.
- Sie sollten nicht nur für alle Teile der Überprüfung gut gelernt werden. Auch bei Gründung und Betrieb einer Praxis sollte ein hohes Maß an Aufmerksamkeit der Umsetzung und Einhaltung der Vorschriften gelten.
- Besonders häufig werden in der Überprüfung Fragen zum IfSG und den darin aufgeführten Erkrankungen gestellt. Lernen Sie insbesondere die folgenden Paragrafen:
  - Im § 6 sind Erkrankungen aufgeführt, die nicht behandelt werden dürfen und vom Heilpraktiker gemeldet werden müssen.
  - § 7 nennt Krankheitserreger. Personen, die an den durch diese Erreger hervorgerufenen Erkrankungen leiden, dürfen ebenfalls vom Heilpraktiker nicht behandelt werden, Heilpraktiker müssen diese Erkrankung aber nicht melden.
  - Im § 8 sind Meldepflichten für die in § 6 und 7 genannten Erkrankungen aufgeführt.
  - § 24 regelt das Behandlungsverbot für Heilpraktiker an den in den §§ 6, 7, 34 genannten Erregern/Erkrankungen. Ebenso das Behandlungsverbot für sexuell übertragbare Erkrankungen.
  - Der § 34 („Schulparagraf") nennt weitere Erkrankungen, für die ein Behandlungsverbot für Heilpraktiker nach § 24 besteht.

## Gesetzestext

**1) Heilpraktikergesetz und Durchführungsverordnungen**

› Karte R1

Wer die Heilkunde ausüben will, ohne approbierter Arzt zu sein, bedarf der Erlaubnis. Ausüben der Heilkunde im Umherziehen ist verboten. Die Durchführungsverordnungen legen die Bedingungen fest, wie die Zulassung zum Heilpraktiker erlangt werden kann.

**2) Infektionsschutzgesetz (IfSG)**

› Karten T1–V4

Aufgeführt sind Behandlungsverbote und Meldepflichten bei bestimmten Erkrankungen, Schutzmaßnahmen und Impfungen, z. B.:

- § 6 Behandlungsverbot und Meldepflicht bei bestimmten Erkrankungen
- § 7 Behandlungsverbot bei bestimmten Erregern
- § 8 Meldepflichten
- § 24 Behandlungsverbote
- § 34 Schulparagraf mit weiteren Erkrankungen, bei denen eine Behandlungsverbot besteht

**3) Zahnheilkundegesetz**

› Karte R2

Heilpraktiker dürfen keine Behandlungen der Mundhöhle inkl. der inneren Lippen, Zähnen und Kiefer vornehmen (Ausnahmen siehe › Karte R2).

**4) Hebammengesetz (HebG)**

› Karte R3

Geburtshilfe ist ausschließlich Hebammen und Ärzten vorbehalten (außer in Notfällen).

**5) Arzneimittelgesetz (AMG)**

› Karte R4

Regelt Herstellung, Verkauf und Musterabgabe von Arzneimitteln. Verschreibungspflichtige Arzneimittel dürfen vom Heilpraktiker nicht verordnet werden.

**6) Betäubungsmittelgesetz (BtMG)**

› Karte S1

Heilpraktiker dürfen grundsätzliche keine Betäubungsmittel verordnen, auch nicht in homöopathischer Form. Ausnahmen gibt es nur für Opium ab D6 und Papaver somniferum ab D4.

**7) Medizinproduktegesetz (MPG)**

› Karte S2

Für Medizinprodukte müssen Bestandsverzeichnisse und Gerätebücher geführt werden, schwerwiegende Ereignisse gemeldet und Geräte alle zwei Jahre geeicht werden.

**8) Heilmittelwerbegesetz (HWG)**

› Karte S3

Werbung mit Heilversprechen, Werbung für Fernbehandlungen oder irreführende Werbung sind verboten.

**9) BGB, Patientenrechtegesetz**

› Karte S4

In § 630 ist aufgeführt, dass für den Heilpraktiker u. a. Aufklärungspflicht und Dokumentationspflicht bestehen und vor der Behandlung die Einwilligung des Patienten eingeholt werden muss.
Daraus ergeben sich die Sorgfaltspflicht inkl. der Fortbildungspflicht und der Einführung eines QM-Systems.

Gesetzestext

**10) Datenschutzgrundverordnung** (DSGVO)

› Karte Q4

Geregelt ist hier der Umgang mit personenbezogenen Daten. Der Schutz von Patientendaten erfordert weitgreifende Maßnahmen, die der Praxisinhaber durchführen, fortlaufend kontrollieren und dokumentieren muss.

**11) Gesetz gegen den unlauteren Wettbewerb** (UWG)

Zum Schutz von Verbrauchern, Mitbewerbern und der Allgemeinheit ist Werbung auf ein bestimmtes Ausmaß, auf die „Verkehrsauffassung", d. h. darauf, was „allgemein üblich ist", beschränkt.

**12) Unterbringungsgesetze der Länder**

Die Unterbringung (Freiheitsentzug ohne Strafcharakter), die Einweisung in eine geschlossene Abteilung einer psychiatrischen Klinik oder eine Entzugsklinik, darf nur durch einen Richter angeordnet werden. Der Heilpraktiker kann das Verfahren lediglich in Gang bringen, indem er einen Patienten z. B. beim sozialpsychiatrischen Dienst oder der Polizei meldet. Es gelten die Ländergesetze, die sich je nach Bundesland unterscheiden.

**13) Strafgesetzbuch**

- § 174 Sexueller Missbrauch unter Ausnutzung eines Behandlungsverhältnisses ist strafbar.
- § 218 Heilpraktiker dürfen keine Schwangerschaftsabbrüche und -beratungen durchführen.
- § 223 Auch Behandlungen können eine Körperverletzung darstellen, sind jedoch straffrei, wenn der Patient aufgeklärt wurde und er der Behandlung zugestimmt hat.
- § 323 Heilpraktiker können für unterlassene Hilfeleistung belangt werden.

**14) Strafprozessordnung** (StPO)

- § 53 Heilpraktiker haben kein berufliches Zeugnisverweigerungsrecht in Strafprozessen.
- § 81 Heilpraktiker sind nicht zur Abnahme von Blutproben bei Straftaten oder vor Gericht zugelassen.
- § 87 Heilpraktiker dürfen keine gerichtliche Leichenschau durchführen.

**15) Zivilprozessordnung**

Nach § 383 können Heilpraktiker als Zeugen vor Gericht geladen werden und sind zur wahrheitsgemäßen Aussage verpflichtet.

**16) Embryonenschutzgesetz**

Heilpraktiker dürfen keine künstliche Befruchtung, Übertragung von Embryonen oder die Konservierung von Samen oder Eizellen durchführen.

**17) Kastrationsgesetz**

Heilpraktiker dürfen keine Kastrationen vornehmen.

**18) Transplantationsgesetz**

Heilpraktiker dürfen keine Organe entnehmen.

**19) Transfusionsgesetz**

Heilpraktiker dürfen keine Bluttransfusionen durchführen. Strittig ist z. Zt., ob Eigenblutbehandlungen, auch als Ozontherapie, dazu gehören. Sollte dies der Fall sein, wäre deren Durchführung Heilpraktikern untersagt.

Gesetzestext

**20) Ländergesetze zum Bestattungsrecht**
Heilpraktiker dürfen keine Totenscheine ausstellen und keine Leichenschau vornehmen.

**21) Röntgenverordnung**
Heilpraktiker, die ihre Zulassung nach dem 1.1.1988 erhalten haben, können keinen Sachkundenachweis (Röntgenzulassung) erlangen.

**22) Sozialgesetzbuch** (SGB)
Heilpraktiker dürfen ihre Leistungen nicht selbstständig mit den gesetzlichen Krankenkassen abrechnen (Ausnahme z. T. bei Osteopathie nach ärztlicher Verordnung).

**23) Reichsversicherungsordnung**
Heilpraktiker dürfen nicht mit der Rentenversicherung abrechnen.

**24) Abgabenordnung** (AO)
Heilpraktiker sind zur Meldung der Praxis beim Finanzamt und zur Abgabe einer Steuererklärung verpflichtet.

**25) Ländergesetze über den öffentlichen Gesundheitsdienst** (ÖGDG)
Heilpraktiker sind verpflichtet, ihre Praxis beim Gesundheitsamt anzumelden.

**26) Hygieneverordnungen der Länder**
Zur Durchführung der Desinfektion, Sterilisation, ebenso der Kanülenentsorgung gelten die Richtlinien des RKI. Es sind außerdem die Vorschriften des jeweiligen Bundeslandes zu beachten.

**27) Richtlinie des RKI für Krankenhaushygiene und Infektionsprävention**
Die vom RKI herausgegebenen Empfehlungen zur Hygiene und Infektionsprävention müssen auch vom Heilpraktiker beachtet werden. Sie werden von der Kommission für Krankenhaushygiene und Infektionsprävention (KRINKO) erarbeitet. Aus den Empfehlungen ergibt sich z. B. die Pflicht zur Erstellung eines Hygieneplanes für die Praxis. Diese Pflicht ergibt sich ebenfalls aus § 36 des IfSG.

**28) Technische Regeln für Biologische Arbeitsstoffe** (TRBA 250)
Als Arbeitgeber sind Heilpraktiker verpflichtet, tätigkeitsbezogene Gefahrenbeurteilungen zu erstellen und entsprechende Schutzmaßnamen zu etablieren.

**29) Berufsgenossenschaft für Gesundheit und Wohlfahrtspflege** (BGW)
Heilpraktiker, die Mitarbeiter beschäftigen, müssen diese bei der BGW gegen die Risiken von Arbeitsunfällen und Berufskrankheiten versichern. Der Praxisbetreiber kann sich freiwillig bei der BGW versichern lassen. Er muss die Unfallverhütungsvorschriften UVV der BGW beachten.

**30) Gesetz für mehr Sicherheit in der Arzneiversorgung** (GSAV)
Dieses Gesetz ist bei Drucklegung noch nicht verabschiedet. Es sieht Einschränkungen bei der Herstellung von Medikamenten in der Heilpraktikerpraxis vor und es ist ein Verbot der Frischzellenkuren geplant. Bitte informieren Sie sich über den endgültig verabschiedeten Gesetzestext.

## Qualitätsmanagement (QM)



### Thema

Sicherstellen und Dokumentation von Maßnahmen zur Qualitätssicherung (QS).

### Zusammenfassung

- Für die Praxis sollen alle Praxisabläufe beschrieben und dokumentiert werden, welche die Patienten- und Mitarbeitersicherheit sowie die Patientenzufriedenheit sicherstellen und den wirtschaftlichen Erfolg gewährleisten.
- Dazu gehören unter anderem organisatorische Abläufe, Behandlungsverfahren, Hygienemaßnahmen, Maßnahmen der Arbeitssicherheit, Routinen zur Meldepflicht gemäß IfSG, Maßnahmen der Datensicherheit, Arzneimittelbestandsplanung, das Medizinproduktemanagement, Fortbildungsnachweise und -planung, Fehleranalysen, z. B. über aufgetretene Unfälle.
- Heilpraktiker sind nicht explizit verpflichtet, ein QM-Management zu führen. Die in § 630 BGB geforderte Aufklärungs- und Dokumentationspflicht legt dieses jedoch nahe. Auch bei Praxisbegehungen durch die Gesundheitsämter erkennen diese das qualitätsbewusste Handeln der Praxismitarbeiter.
- Entscheidend ist nicht nur die anfängliche Formulierung eines solchen Systems, sondern die fortlaufende Erfüllung und Weiterentwicklung.

### Merke

- Grundlage des Qualitätsmanagementsystems ist das Buch zur Qualitätssicherung (QS)- oder Praxishandbuch. In diesem werden alle Qualitätssicherungs(QS)-Maßnahmen der Praxis beschrieben. Dies erfolgt detailliert und angepasst auf die jeweiligen Praxisräume, Mitarbeitersituation, angewendeten Praxisverfahren sowie im Hinblick auf die eingesetzten technischen Mittel inkl. Datenverarbeitungsprogramme.
- Der Hygieneplan sollte in das Praxishandbuch integriert oder ein vorhandener Hygieneplan als Anlage geführt werden.
- Alle Änderungen im Praxisbetrieb sind zu dokumentieren bzw. in dem Praxishandbuch niederzulegen. Dazu gehören neue oder ausscheidende Mitarbeiter sowie deren Schulung im Hinblick auf die sie betreffenden QS-Maßnahmen, neue medizinische Verfahren, die eingesetzt werden, Änderungen der Datenverarbeitung und Datensicherungsmaßnahmen.
- Für weitere Informationen: S. Kämper, Praxishandbuch für Heilpraktiker, Haug Verlag.

Gesetzestext

**Qualitätssicherung (QS)/Praxishandbuch**

Im Praxishandbuch sind neben dem Praxisorganigramm (Inhaber, Angestellte mit speziellen Verantwortlichkeiten) und den Organisationsabläufen (z. B. Patientenaufnahme, Karteikartenführung) folgende Punkte detailliert zu beschreiben:

- Behandlungsabläufe: Alle eingesetzten diagnostischen und therapeutischen Methoden sollten detailliert beschrieben werden.
- Hygienemaßnahmen: Der aktuelle und auch vorangegangene Hygienepläne (Hygieneplan) können als Anlagen separat genannt oder in das Praxishandbuch integriert werden. Dazu gehört auch die Abfallentsorgung.
- Medizinprodukte: Blutdruckmessgeräte, auch Einwegartikel, aber auch z. B. Geräte zur Bioresonanztherapie sind dort aufzulisten, ebenso deren regelmäßige Wartung (Medizinproduktegesetz). Dazu gehören auch deren Sterilisation und Desinfektion und die Sicherstellung, dass die Mindesthaltbarkeitsdaten von Einwegartikeln eingehalten werden.
- Arbeitssicherheit: Insbesondere, wenn Angestellte in der Praxis beschäftigt werden, sind die Maßnahmen zur Arbeitssicherheit aufzuführen. Auch externe Dienstleister, wie Putzkräfte, sind zu berücksichtigen.
- Arzneimittelbestand: Eine Routine zur Entsorgung abgelaufener Arzneimittel ist wichtig.
- Fortbildungen: Aufzulisten sind Fortbildungsnachweise und die Planung von Fortbildungsveranstaltungen für alle Mitarbeiter in ihren Arbeitsbereichen.
- Datensicherheit (DSGVO): Alle Maßnahmen zur Datensicherheit bzw. dem Datenschutz von Patienten und Mitarbeitern (DSGVO) sind darzustellen.
- Schriftverkehr mit den zuständigen Behörden, in erster Linie mit dem zuständigen Gesundheitsamt, Berufsgenossenschaft BGW, Verbänden. Auch Meldeformulare gemäß Infektionsschutzgesetz oder Praxisunfällen.
- Versicherungen (Haftpflicht, Hausrat, Unfall, Berufsunfähigkeit)
- Dokumentation der durchgeführten Qualitätssicherungsmaßnahmen (was, von wem, wann, wie?)

## Datenschutzgrundverordnung (DSGVO)



### Thema

Seit 25. Mai 2018 gilt die neue DSGVO, die den Datenschutz innerhalb der EU vereinheitlicht. Sie regelt den Umgang und Schutz mit personenbezogenen Daten durch Behörden, private Unternehmen, Freiberufler und auch Praxen.

### Zusammenfassung

- Gemäß Kapitel 2 Art. 9 DSGVO verarbeiten Heilpraktiker besonders schützenswerte Gesundheitsdaten und müssen deshalb spezielle Schutzmaßnamen zur Sicherung dieser Daten gegen Verlust, Weitergabe und Einsichtnahme einhalten.
- Es ist unerheblich, ob die Daten elektronisch oder in Form von Karteikarten verarbeitet werden.
- Ohne Einwilligung des Patienten dürfen keine Daten gespeichert oder verarbeitet werden.
- Es ist ein Nachweis darüber zu führen, wie der Datenschutz in der Praxis organisiert ist (Verzeichnis über Verarbeitungstätigkeiten).
- Datenpannen müssen innerhalb von 72 Stunden der zuständigen Landesdatenschutzbehörde gemeldet werden.

### Merke

- Es gilt das Prinzip der Datensparsamkeit. Es dürfen nur diejenigen Daten erhoben werden, die für die Durchführung der jeweiligen Tätigkeit benötigt werden.
- Auf Verlangen von Patienten muss Auskunft über die gespeicherten Daten erteilt werden. Diese Daten sind zu löschen, sofern keine sonstige Aufbewahrungspflicht z. B. gemäß dem Patientenrechtegesetz oder Steuerrecht besteht (jeweils 10 Jahre).
- Berufsverbände wie der BDH oder FDH haben für Ihre Mitglieder Merkblätter und Musterformulare, die bei der Umsetzung helfen können.
- Verstöße gegen die DSGVO können mit empfindlichen Geldbußen belegt werden.

## Gesetzestext

- Laut Kapitel 2, Artikel 5 müssen **personenbezogene Daten**
  - auf eine für die betroffene Person nachvollziehbare Weise verarbeitet werden,
  - für festgelegte Zwecke erhoben werden,
  - auf das für den Zweck notwendige Maß minimiert sein,
  - aktuell gehalten werden (und damit sachlich richtig sein),
  - nur solange gespeichert werden, wie der Zweck die Identifizierung erfordert,
  - ausreichend gesichert werden.
- In der Praxis ergeben sich daraus folgende **Pflichten:**
  - Dem Patienten ist eine Datenschutzerklärung auszuhändigen, aus der u. a. hervorgeht, wer für die Speicherung der Daten verantwortlich ist, welche Daten gespeichert werden, zu welchem Zweck diese Daten gespeichert werden, an wen diese Daten ggf. übermittelt werden (z. B. Labore), wie lange die Daten gespeichert werden. Außerdem muss diese eine Aufklärung über das Widerrufsrecht des Patienten beinhalten.
  - Der Patient sollte eine datenschutzrechtliche Einwilligung unterzeichnen, in der er sich mit der Speicherung seiner Daten einverstanden erklärt und den Erhalt der Widerrufsbelehrung bestätigt.
  - Der Praxisinhaber muss alle Prozesse, Personen und Fremdfirmen identifizieren, die mit personenbezogenen Daten in Kontakt kommen könnten und ein Verzeichnis von Verarbeitungstätigkeiten mit Datenverantwortlichkeit und organisatorischen Abläufen erstellen.
  - Angestellte und Assistenten müssen eine Verpflichtungserklärung unterzeichnen.
  - Mit Dienstleistern und Fremdfirmen sind Verträge zur Auftragsdatenverarbeitung zu schließen.
  - Es muss eine Übersicht über die technischen und organisatorischen Maßnahmen (TOM) erstellt werden, aus der ersichtlich wird, wie die Datensicherheit z. B. durch Verschlüsselung gewährleistet wird.
  - Es muss sichergestellt sein, dass Patienten bei Anfragen binnen eines Monats eine Kopie aller ihrer gespeicherten Daten (auch der elektronischen) erhalten.
  - Auch auf der Homepage ist eine Datenschutzerklärung zwingend notwendig.
  - Ggf. muss (in Praxen mit Mitarbeitern) ein Datenschutzbeauftragter ernannt werden.

# Heilpraktikergesetz (HPG)



## Thema

Grundlegendes Gesetz zur Ausübung der Heilkunde ohne ärztliche Approbation.

## Zusammenfassung

- Heilkunde darf nur von Ärzten, Heilpraktikern und approbierten Psychotherapeuten eigenverantwortlich ausgeübt werden.
- Es gibt die Möglichkeit, eine für die Gebiete der Psychotherapie bzw. Physiotherapie beschränkte Zulassung nach dem Heilpraktikergesetz zu erhalten.

## Merke

- Das Gesundheitsamt stellt im Auftrag der Kreisverwaltung gutachterlich fest, dass der Antragsteller keine Gefahr für die Volksgesundheit darstellt.
- Ablauf und Themenbereiche der Überprüfungen variieren in den einzelnen Bundesländern. Einige Bundesländer führen an einem Tag landesweit einheitliche schriftliche Prüfungen durch, in anderen wird in jedem Kreis eine eigene schriftliche Prüfung erstellt. In manchen Bundesländern muss bei nicht-bestandener mündlicher Überprüfung bei einem erneuten Versuch auch der schriftliche Teil wiederholt werden, in anderen ist dies nicht noch einmal notwendig.

## Gesetzestext

**Gesetz über die berufsmäßige Ausübung der Heilkunde ohne Bestallung (Heilpraktikergesetz)** *(sinngemäße Wiedergabe)*

- Wer Heilkunde ausüben will, ohne approbierter Arzt (oder Psychotherapeut) zu sein, braucht eine Erlaubnis.
- Ausübung der Heilkunde ist jede berufsmäßig vorgenommene Tätigkeit zur Feststellung, Heilung oder Linderung von Krankheiten, Leiden oder Körperschäden bei Menschen. Was genau darunter fällt oder nicht fällt, wurde in diversen Einzelurteilen immer wieder neu geregelt.
- In den Durchführungsverordnungen werden die Voraussetzungen zur Erlangung dieser Erlaubnis festgelegt.
- Wer aufgrund dieser Erlaubnis die Heilkunde ausübt, muss die Berufsbezeichnung „Heilpraktiker" tragen und auch nach außen deutlich machen.
- Die Ausübung der Heilkunde im Umherziehen ist verboten.
- Wer ohne eine solche Erlaubnis und ohne Arzt oder Psychotherapeut zu sein, die Heilkunde ausübt, macht sich strafbar.
- Wer die Heilkunde im Umherziehen ausübt, begeht eine Ordnungswidrigkeit.
- Die Ausübung der Zahnheilkunde fällt nicht unter dieses Gesetz. Sie wird im Zahnheilkundegesetz geregelt. In diesem wird festgelegt, dass nur Ärzte und Zahnärzte die Zahnheilkunde ausüben dürfen (› Karte R2).

**Durchführungsverordnungen:** Sie legen folgende Bedingungen für die Erlangung der Erlaubnis fest:

- Mindestalter 25 Jahre
- Hauptschulabschluss
- Sittliche Reife (dokumentiert durch amtliches Führungszeugnis)
- Nachweis der körperlichen und seelischen gesundheitlichen Eignung (ärztliches Attest)
- Nachweis, dass der Antragsteller keine Gefahr für die Volksgesundheit darstellt (Überprüfung durch das Gesundheitsamt)

# Zahnheilkundegesetz

Gesetzeskunde 2 **R2**

## Thema

Regelungen zur Ausübung der Zahnheilkunde.

## Zusammenfassung

- Zum Zahnraum gehört die Mundhöhle von den inneren Lippen bis zum vorderen Gaumenbogen. Auch die Zunge gehört dazu.
- Bestandteil des Mundraums ist auch das Kiefergelenk. Damit ist die Behandlung des Kiefers ebenfalls untersagt, z. B. bei osteopathischen Behandlungen.
- Umstritten ist offenbar die Behandlung von Infekten des Mundraums, wie z. B. Aphthen, da diese in der Regel nicht zahnärztlich, sondern allgemeinmedizinisch behandelt werden. Häufig liest man jedoch, dass Aphthen an der Mundschleimhaut nicht behandelt werden dürfen.

## Merke

- Die Behandlung eines an den inneren Lippen liegenden Herpes labialis ist verboten, die eines außen liegenden hingegen erlaubt.
- Die Inspektion von Zunge und Rachen bei anderen Grunderkrankungen (z. B. Beläge bei Magen-Darm-Erkrankungen) ist erlaubt.
- Zähne haben nach naturheilkundlicher Auffassung Reflexbeziehungen zu bestimmten Körperstrukturen. Die Behandlung dieser Körperstrukturen z. B. über neuraltherapeutische Injektionen an die zugehörigen Zahnhälse ist erlaubt.
- Eine Unterstützung beim Zahnen oder eine Förderung des Zahnwechsels sind erlaubt, da es sich um physiologische Abläufe und keine Krankheiten handelt.
- Nach dem Heilpraktikergesetz fällt die Ausübung der Zahnheilkunde nicht unter das Heilpraktikergesetz. Sie wird ausschließlich im Gesetz zur Ausübung der Zahnheilkunde geregelt.
- Seit 2014 dürfen approbierte Ärzte die Zahnheilkunde nicht mehr ausüben.

## Gesetzestext

**Gesetz über die Ausübung der Zahnheilkunde** *(sinngemäße Wiedergabe)*

- Die Ausübung der Zahnheilkunde ist nur approbierten Zahnärzten erlaubt.
- Ausübung der Zahnheilkunde ist die berufsmäßige auf zahnärztlich wissenschaftliche Erkenntnis gegründete Feststellung und Behandlung von Zahn-, Mund- und Kieferkrankheiten. Als Krankheit ist jede von der Norm abweichende Erscheinung im Bereich der Zähne, des Mundes und der Kiefer anzusehen, einschließlich der Anomalien der Zahnstellung und des Fehlens von Zähnen.
- Einzelne Tätigkeiten der Zahnheilkunde können an dafür ausgebildetes Personal (zahnmedizinische Fachhelfer, weitergebildete Zahnarzthelfer, Prophylaxehelfer oder Dental-Hygieniker) übergeben werden.
- Ausübung des zahnärztlichen Berufs ist die Ausübung der Zahnheilkunde unter der Berufsbezeichnung „Zahnarzt" oder „Zahnärztin".
- Der Verstoß gegen dieses Gesetz stellt eine Straftat dar, die mit einer Freiheitsstrafe bis zu einem Jahr oder Geldstrafe bestraft wird.

# Hebammengesetz (HebG)



## Thema

Regelungen zur Geburtshilfe.

## Zusammenfassung

- Geburtshilfe ist ausschließlich Hebammen und Ärzten vorbehalten.
- Geburtshilfe umfasst die Zeit vom Beginn der geburtseinleitenden Wehen bis zum Ende des Frühwochenbettes.
- Im Notfall ist jeder – insbesondere Angehörige von Gesundheitsberufen – zur Hilfe verpflichtet.

## Merke

- Geburtserleichternde Maßnahmen, z. B. Akupunktur und Homöopathie, sind unter Aufsicht und Absprache mit einer Hebamme und/oder dem Arzt möglich.
- Das Wochenbett ist die Zeit von der Nachgeburt bis zu ca. 6–8 Wochen nach der Geburt und unterteilt sich in Früh- und Spätwochenbett.
  - Das Frühwochenbett umfasst die ersten 10 Tage nach der Geburt.
  - Das Spätwochenbett dauert anschließend noch ca. 4–6 Wochen.
- Mit dem im Hebammengesetz genannten Wochenbettbegriff ist wohl der des Frühwochenbettes gemeint.
- Der Heilpraktiker darf die Wöchnerin wegen anderer Beschwerden behandeln.

## Gesetzestext

**Gesetz über den Beruf der Hebamme und des Entbindungspflegers (Hebammengesetz)**

**§ 4** *(Wortlaut)*

(1) Zur Leistung von Geburtshilfe sind, abgesehen von Notfällen, außer Ärztinnen und Ärzten nur Personen mit einer Erlaubnis zur Führung der Berufsbezeichnung „Hebamme“ oder „Entbindungspfleger“ […] berechtigt. Die Ärztin und der Arzt sind verpflichtet, dafür Sorge zu tragen, dass bei einer Entbindung eine Hebamme oder ein Entbindungspfleger zugezogen wird.

(2) Geburtshilfe im Sinne des Absatzes 1 umfasst Überwachung des Geburtsvorgangs von Beginn der Wehen an, Hilfe bei der Geburt und Überwachung des Wochenbettverlaufs.

# Arzneimittelgesetz (AMG)



## Thema

Regelungen zur Herstellung, zum Verkauf und zur Musterabgabe von Arzneimitteln.

## Zusammenfassung

- Oberstes Ziel des Arzneimittelgesetzes ist die Gewährleistung der Arzneimittelsicherheit.
- Arzneimittel dürfen nur mit spezieller Erlaubnis hergestellt und nur von Apotheken verkauft werden.
- Heilpraktiker können pro Jahr und Medikament vom Hersteller 2 Muster in der kleinsten Packungsgröße erhalten, die sie an Patienten weitergeben können.
- Die Herstellung von Arzneimitteln zur sofortigen Verabreichung in der Praxis ist erlaubt.
- Die Nahrungsergänzungsmittelverordnung regelt u. a., welche Inhaltsstoffe diese enthalten, wie sie gekennzeichnet und verkauft werden dürfen.

## Merke

- Im Notfall darf der Heilpraktiker rezeptpflichtige Arzneimittel einsetzen.
- Niemals dürfen Betäubungsmittel verabreicht werden, auch wenn sie der Patient besitzt und selbst mitbringt.
- Die Abgrenzung zwischen Arzneimittel, Lebensmittel und Nahrungsergänzungsmittel ist oft schwierig und umstritten. Muskelaufbaupräparate, Schlankheitsmittel und hoch dosierte Vitaminpräparate gelten nach derzeitiger Rechtsprechung (2007) als Arzneimittel. Andere Nahrungsergänzungsmittel dagegen sind Lebensmittel.
- Krankheitsbezogene Werbung für Lebensmittel (und daher auch für Nahrungsergänzungsmittel) ist verboten.
- Der Verkauf von jedweden Produkten innerhalb der Praxis ist aus diversen Gründen problematisch. Der wichtigste Grund ist die besondere Vertrauensbeziehung zwischen Patienten und Behandler. Diese darf nicht ausgenutzt werden, um selbst Präparate zu verkaufen oder auf spezielle Verkäufer hinzuweisen.

## Gesetzestext

**Gesetz über den Verkehr mit Arzneimitteln (Arzneimittelgesetz)** *(sinngemäße Wiedergabe)*

- Arzneimittel sind alle Stoffe, die den Zweck haben
  - Krankheiten zu erkennen, zu heilen, zu lindern oder zu verhüten,
  - den Zustand von Körper und Seele zu erkennen und zu beeinflussen,
  - körpereigene Stoffe zu ersetzen,
  - Krankheitserreger, Parasiten und körperfremde Stoffe abzuwehren.
- Das Herstellen von Arzneimitteln bedarf einer Erlaubnis.
- Die Herstellung und direkte Verabreichung eines Arzneimittels in der Praxis (z. B. Eigenblutinjektion) ist erlaubt, muss aber der zuständigen Behörde angezeigt werden.
- Selbst hergestellte Arzneimittel dürfen nicht abgegeben, d. h. dem Patienten nicht mitgegeben, werden.
- Fertigarzneimittel müssen ein Zulassungsverfahren durchlaufen. Nicht-Fertigarzneimittel sind zulassungsfrei. Für homöopathische Fertigarzneimittel und traditionelle pflanzliche Arzneimittel genügt eine Registrierung.
- Der Verkauf von Arzneimitteln ist bis auf wenige Ausnahmen nur durch Apotheken erlaubt.
- Verschreibungspflichtige Arzneimittel (in der Roten Liste durch „Rp" gekennzeichnet) dürfen nur von Ärzten, Zahn-, und Tierärzten verschrieben werden.
- Verschreibungspflichtige Mittel dürfen als homöopathische Potenzen ab D4 bzw. C2 verschrieben werden, wenn sie keine Betäubungsmittel sind.

# Betäubungsmittelgesetz (BtMG)



## Thema

Regelungen zu Betäubungsmitteln.

## Zusammenfassung

- Heilpraktiker dürfen Betäubungsmittel grundsätzlich nicht verordnen.
- Dies gilt auch für jede homöopathische Potenz von Betäubungsmitteln.
- Ausnahme von dieser Regel:
  - Opium ab D6
  - Papaver somniferum ab D4

## Merke

- Betäubungsmittel sind verschreibungspflichtig.
- Ärzte, Zahnärzte und Tierärzte dürfen Betäubungsmittel nur in begründeten Fällen und unter Benutzung spezieller Rezepte verschreiben und anwenden.
- Dies gilt anders als bei „normalen" rezeptpflichtigen Medikamenten auch für jede homöopathische Potenz von Betäubungsmitteln.
- In den Anlagen zum BtMG wurde als Sonderbestimmungen festgelegt, dass als verkehrs- und verschreibungsfähige Betäubungsmittel gelten:
  - Opium (der geronnene Saft, der aus Papaver somniferum gewonnen wird) nur bis zur 6. Dezimalpotenz (D6)
  - Papaver somniferum (Pflanzen und Pflanzenteile von Papaver somniferum, jedoch ausgenommen der Samen) nur bis zur 4. Dezimalpotenz (D4)
- Das bedeutet, dass Opium ab D6 und Papaver somniferum ab D4 auch von Heilpraktikern verschrieben werden können.
- Besitz, Abgabe, Verbrauch und Verschreibung von Betäubungsmitteln durch den Heilpraktiker sind strafbar.

## Gesetzestext

**Gesetz über den Verkehr mit Betäubungsmitteln** *(sinngemäße Wiedergabe)*

- Der Umgang mit Betäubungsmitteln ist geregelt. Hierzu gehört u. a. die Auflistung der Stoffe, die als Betäubungsmittel angesehen werden.
- Betäubungsmittel werden kategorisiert als
  - nicht verkehrsfähig (Handel und Abgabe verboten, z. B. Heroin),
  - verkehrsfähig, aber nicht verschreibungsfähig (Handel erlaubt, Abgabe verboten, z. B. Ausgangsprodukte für Chemikalien oder andere Medikamente),
  - verkehrs- und verschreibungsfähig, z. B. Codein.
- Innerhalb des Geltungsbereichs des Betäubungsmittelgesetzes gelten strenge Regelungen zu Herstellung, Inverkehrbringen sowie Ein- und Ausfuhr von Betäubungsmitteln.

# Medizinproduktegesetz (MPG)

## Thema

Neben dem Arzneimittelgesetz wichtigstes Regelwerk für den Praxisbetrieb.

## Zusammenfassung

- Unter das Medizinproduktgesetz fallen alle Instrumente, Apparate, Vorrichtungen, Stoffe und Software, die zur Heilbehandlung am Menschen eingesetzt werden.
- Im Medizinproduktgesetz sind alle Vorschriften bzgl. der Anschaffung, Wartung und des Betriebs aller Medizinprodukte festgelegt.

## Merke

- Praxisbetreiber müssen ein Bestandsverzeichnis und Gerätebücher auf Verlangen den Behörden vorlegen.
- Manche Medizinprodukte (z. B. Intrauterinpessar) sind verschreibungspflichtig.
- Bei schwerwiegenden Ereignissen besteht Meldepflicht auf besonderen Formularen an das DIMDI (Deutsches Institut für Medizinische Dokumentation und Information).
- Gebrauchsanweisungen müssen so aufbewahrt werden, dass sie jederzeit greifbar sind.
- Geräte (außer Quecksilberfieberthermometer) müssen alle 2 Jahre geeicht werden.

## Gesetzestext

**Medizinprodukte** *(sinngemäße Wiedergabe)*

- Medizinprodukte sind alle Instrumente, Apparate, Vorrichtungen, Stoffe und Zubereitungen aus Stoffen oder andere Gegenstände (einschließlich eingesetzter Software), die vom Hersteller zur Anwendung am Menschen zum Zweck der Erkennung, Verhütung, Überwachung, Behandlung oder Linderung von Krankheiten bestimmt sind.
- Aktive Medizinprodukte sind solche, die mit Strom betrieben werden.

**Sachgerechte Handhabung** *(sinngemäße Wiedergabe)*

- Medizinprodukte dürfen nur von Menschen angewendet werden, welche die notwendige Sachkenntnis besitzen.
- Alle Anwender müssen in die Benutzung eines Medizinprodukts eingewiesen worden sein.
- Für bestimmte Geräte, die explizit im Anhang genannt sind, muss diese Einweisung durch den Hersteller oder Lieferanten erfolgen.
- Geräte mit gefährlichen Mängeln dürfen nicht verwendet werden.

**Bestandsverzeichnis** *(sinngemäße Wiedergabe)*

Alle elektrisch betriebenen Geräte müssen in einem Bestandsverzeichnis geführt werden. Dies beinhaltet folgende Angaben:

- Bezeichnung, Art, Typ, Anschaffungsjahr
- Hersteller mit Anschrift
- CE-Nummer
- Eventuell vorgegebene Frist zur sicherheitstechnischen Kontrolle

**Medizinproduktebuch** *(sinngemäße Wiedergabe)*

- Für bestimmte Geräte muss ein Medizinproduktebuch mit weiteren Angaben geführt werden.
- Zu diesen Geräten gehören z. B.
  - Geräte zur Stimulation von Nerven und Muskeln (z. B. Elektroakupunkturgeräte)
  - Hochdruckinjektionsspritzen
  - Hyperbare Ozontherapiegeräte
- Dies gilt auch für messtechnische Geräte wie Blutdruckmesser etc., allerdings nicht für elektronische Fieberthermometer und Hand- bzw. Quecksilberblutdruckmessgeräte.

# Heilmittelwerbegesetz (HWG)



## Thema

Wichtige Einschränkung der Werbetätigkeit von Angehörigen der heilkundlichen Berufe.

## Zusammenfassung

- Das Heilmittelwerbegesetz schränkt die Werbung in den Heilberufen ein.
- **Werbung darf sich nicht beziehen auf:**
  - Alle im IfSG genannten Krankheiten
  - Bösartige Tumorerkrankungen
  - Suchtkrankheiten (ausgenommen Nikotinabhängigkeit)
  - Komplikationen während der Schwangerschaft, Entbindung und des Wochenbetts
- **Verboten sind:**
  - Abgabe von Heilungsversprechen
  - Werbung für Fernbehandlung
  - Werbegaben für Heilberufe, die nicht geringfügig sind
  - Irreführende Werbung

## Merke

- Allgemein gilt das Gesetz gegen unlauteren Wettbewerb (UWG). Dieses beschränkt jede Werbung auf die „Verkehrsauffassung“, d. h. auf „das, was allgemein üblich ist“.
- Unzulässig ist Werbung für Arzneimittel, die nicht zugelassen sind.
- Für homöopathische Mittel darf nicht mit der Angabe von Indikationen geworben werden (§ 5).
- Diese Vorschriften beziehen sich auf Arzneimittel und Medizinprodukte, aber auch auf Therapieverfahren.
- Am häufigsten gibt es Abmahnungen wegen Verstoß gegen § 3 (irreführende Werbung).

## Gesetzestext

**Gesetz über die Werbung auf dem Gebiete des Heilwesens (Heilmittelwerbegesetz)**

**§ 3** *(sinngemäße Wiedergabe)*

**Grundsätzlich verboten ist irreführende Werbung:**

- Falsche Angaben über die Behandlungsmethoden
- Verschweigen von möglichen Nebenwirkungen
- Behauptung von nicht erwiesener Wirkung
- Angaben über Erfolge

**§ 11** *(sinngemäße Wiedergabe)*

**Außerhalb von Fachkreisen darf nicht geworben werden:**

- Mit Hinweisen auf „ärztliche Empfehlung" durch Fachautoritäten (Wissenschaftler, Ärzte, prominente Personen)
- Mit Krankengeschichten, sofern diese missbräuchlich, abstoßend, irreführend sind oder zur falschen Selbstdiagnose verleiten
- Mit vergleichenden Bildern, wenn diese missbräuchlich, abstoßend oder irreführend sind
- Mit Aussagen, dass die Nichtverwendung eines Arzneimittels zur Gesundheitsbeeinträchtigung führt
- Mit Dank- und Anerkennungsschreiben Dritter, sofern diese missbräuchlich, abstoßend oder irreführend sind
- Mit Werbemaßnahmen, die sich ausschließlich oder überwiegend an Kinder unter 14 Jahren richten
- Mit Preisausschreiben, Verlosungen
- Durch unverlangte Geschenke oder Musterabgaben

# Patientenrechtegesetz, BGB



## Thema

Trat 2013 in Kraft und regelt Pflichten sowie Rechte von Behandlern und Patienten. Es präzisiert die bestehenden Regeln aus dem BGB und den Sozialgesetzbüchern.

## Zusammenfassung

- Der Behandlungsvertrag ist ein neuer Vertragstypus im BGB.
- Das Behandlungsverhältnis ist ein Dienstverhältnis, kein Arbeitsverhältnis.
- Arzt und Patient sollen bei der Behandlung zusammenwirken.
- Der Behandelnde muss den Patienten verständlich aufklären.
- Der Behandelnde muss die Einwilligung des Patienten einholen.
- Es muss eine Patientenakte mit sämtlichen wesentlichen Maßnahmen zum Zweck der Dokumentation geführt werden.
- Der Patient darf jederzeit Einsicht in seine Akte verlangen.

## Merke

- Seltene Behandlungsverfahren sollten schriftlich vereinbart werden.
- Das Patientenrechtegesetz verbessert die Verfahrensrechte bei Behandlungsfehlern für die Betroffenen.
- Es stärkt die Patientenbeteiligung und -information.
- Im Patientenrechtegesetz wird nur von den „Behandlern" und den „Patienten" gesprochen. Damit gelten alle Regelungen für Ärzte und Heilpraktiker gleichwertig, die damit hinsichtlich dieser Regelungen absolut gleichgestellt sind.
- Die Honorarhöhe und der Hinweis, dass die gesetzlichen Krankenkassen dieses nicht übernehmen, müssen im Behandlungsvertrag schriftlich festgelegt werden.
- Eine ausreichende Berufshaftpflichtversicherung ist Pflicht.

## Gesetzestext

**Behandlungsvertrag** *(sinngemäße Wiedergabe)*

- Die Behandlung hat nach den zum Zeitpunkt der Behandlung bestehenden, allgemein anerkannten fachlichen Standards zu erfolgen, soweit nicht etwas anderes vereinbart ist.
- Der Patient schuldet die vereinbarte Vergütung, soweit nicht ein Dritter zur Zahlung verpflichtet ist.

**Aufklärungspflicht** *(sinngemäße Wiedergabe)*

- Das Selbstbestimmungsrecht des Patienten setzt voraus, dass dieser sachgerecht und rechtzeitig aufgeklärt wurde über:
  - Maßnahmen und deren üblicher Verlauf
  - Risiken, Nebenwirkungen und mögliche Folgen
  - Alternative Behandlungsmöglichkeiten
  - Voraussichtlich anfallende Kosten
  - Folgen der Unterlassung einer angeratenen Behandlung
- Die Aufklärung muss mündlich erfolgen. Schriftliche Dokumente zur Aufklärung müssen dem Patienten unaufgefordert mitgegeben werden.

**Einwilligung** *(sinngemäße Wiedergabe)*

- Vor Durchführung einer medizinischen Maßnahme, v. a. eines Eingriffs in den Körper oder die Gesundheit, ist der Behandler verpflichtet, die Einwilligung des Patienten einzuholen.
- Die Wirksamkeit der Einwilligung setzt die vorherige Aufklärung voraus.

**Dokumentationspflicht** *(sinngemäße Wiedergabe)*

- Alle durchgeführten Maßnahmen, aber auch alle Tätigkeiten im Sinne der Sorgfaltspflicht (z. B. Sterilisationsvorgänge) müssen dokumentiert werden.
- Bei Patientenkarteikarten erfordert dies lückenlose Einträge und die Verwendung dokumentenechter Stifte, sodass nachträgliche Änderungen nicht möglich sind.
- Behandlungsfehler – auch anderer Behandler – müssen dokumentiert und der Patient darüber informiert werden.
- Es gilt eine Aufbewahrungsdauer von 10 Jahren für Patientenakten.
- Patienten haben ein Einsichtsrecht in ihre Patientenakte und Untersuchungsergebnisse.

Im **Bürgerlichen Gesetzbuch (BGB)** stehen noch weitere Pflichten:

- **Sorgfaltspflicht:**
  - Alle Maßnahmen müssen sorgfältig und gewissenhaft ausgeführt werden. HP müssen mit der gleichen Sorgfalt wie ein Arzt arbeiten.
  - Die Sorgfaltspflicht enthält auch die **Fortbildungspflicht** sowie die Installierung eines Praxissystems zur **Qualitätssicherung.**
- **Schweigepflicht und Datenschutz:**
  - Die Privatsphäre der Patienten ist durch die Schweigepflicht und das Verbot der Datenweitergabe geschützt.
  - Die Schweigepflicht gilt für Heilpraktiker nur zivilrechtlich, nicht aber im Rahmen von Strafrechtsprozessen.

## Thema

Meldepflichtige Krankheiten für Heilpraktiker und Ärzte meist bei Verdacht, Erkrankung und Tod.

## Zusammenfassung

- Die in § 6(1) genannten Krankheiten sind u. a. für Heilpraktiker und Ärzte bei **Verdacht, Erkrankung** und **Tod** namentlich zu melden.
- Nach § 6(1) 2 gibt es eine Meldepflicht bei akuter infektiöser Gastroenteritis nur unter zwei Voraussetzungen:
  - Bei Personen, die eine Tätigkeit im Sinne von § 42 Abs. 1 ausüben (Beschäftigte im Gaststätten- oder Lebensmittelgewerbe)
  - Bei mehreren Patienten, die sich gegenseitig angesteckt haben
- Die in § 6 genannten Erkrankungen unterliegen einem **Behandlungsverbot** für Heilpraktiker.
- Nach § 6(1) 5 (Meldepflicht bei anderen bedrohlichen Erkrankungen) besteht Meldepflicht bei **SARS** (schweres akutes respiratorisches Syndrom).
- In den Absätzen (2) und (3) sind weitere Meldepflichten genannt, die nicht für Heilpraktiker gelten.

## Merke

- Zu beachten ist die seit 3/2013 geltende Meldepflicht für Mumps, Keuchhusten, Röteln und Windpocken.
- Durch die Nennung von akuter infektiöser Gastroenteritis gibt es für Heilpraktiker ein (erregerunabhängiges) Behandlungsverbot.
- Nach § 15(1) besteht bundesweit Meldepflicht bei zoonotischer Influenza (z. B. Vogelgrippe) beim Menschen bei Verdacht, Erkrankung und Tod (› Karte U1) sowie bei Erkrankung und Tod an einer Clostridium-difficile-Infektion mit klinisch schwerem Verlauf.
- In einigen Bundesländern gibt es nach § 15(3) weitere Meldepflichten gemäß § 6. Wichtig ist hier v. a. die in mehreren Bundesländern genannte Borreliose, die teilweise namentlich, teilweise nicht-namentlich gemeldet werden muss.

Gesetzestext

## § 6 Meldepflichtige Krankheiten

*(Originaltext)*

(1) **Namentlich** ist zu **melden:**

1. der Krankheitsverdacht, die Erkrankung sowie der Tod an
   a. Botulismus
   b. Cholera
   c. Diphtherie
   d. humaner spongiformer Enzephalopathie (HSE, außer familiär-hereditären Formen)
   e. akuter Virushepatitis
   f. enteropathischem hämolytisch-urämischen Syndrom (HUS)
   g. virusbedingtem hämorrhagischen Fieber (VHF)
   h. Keuchhusten
   i. Masern
   j. Meningokokken-Meningitis oder -Sepsis
   k. Milzbrand
   l. Mumps
   m. Poliomyelitis
   n. Pest
   o. Röteln, einschließlich Rötelnembryopathie
   p. Tollwut
   q. Typhus abdominalis/Paratyphus
   r. Windpocken
   s. Zoonotische Influenza
   t. Coronavirus-Krankheit-2019 (COVID-19)

1a. sowie die Erkrankung und der Tod
   a. an einer behandlungsbedürftigen Tuberkulose, auch wenn ein bakteriologischer Nachweis nicht vorliegt
   b. Clostrioides-difficile-Infektion mit klinisch schwerem Verlauf. Diese liegt vor, wenn der Erkrankte in eine medizinische Einrichtung aufgenommen oder auf eine Intensivstation verlegt wird, ein chirurgischer Eingriff, z. B. Kolektomie, aufgrund Megakolons, Perforation, refraktärer Kolitis erfolgt oder der Erkrankte innerhalb von 30 Tagen verstirbt.

2. der Verdacht auf und die Erkrankung an einer mikrobiell bedingten Lebensmittelvergiftung oder an einer akuten infektiösen Gastroenteritis, wenn
   a. eine Person betroffen ist, die eine Tätigkeit im Sinne des § 42 Abs. 1 ausübt
   b. zwei oder mehr gleichartige Erkrankungen auftreten, bei denen ein epidemischer Zusammenhang wahrscheinlich ist oder vermutet wird
3. der Verdacht einer über das übliche Ausmaß einer Impfreaktion hinausgehenden gesundheitlichen Schädigung
4. die Verletzung eines Menschen durch ein tollwutkrankes oder -verdächtiges Tier sowie die Berührung eines solchen Tieres oder Tierkörpers
5. das Auftreten einer bedrohlichen Krankheit, die nicht bereits nach den Nummern 1 bis 4 meldepflichtig ist.

## Thema

Meldepflicht für bestimmte Krankheitserreger nur für Labors, aber Behandlungsverbot für Heilpraktiker.

## Zusammenfassung

- Eine **Meldepflicht** besteht **nur für Labors** (nicht für Heilpraktiker und Ärzte) beim Nachweis der **Erreger,** wenn diese auf eine akute Infektion hinweisen.
- Für die meisten Erkrankungen muss die Meldung namentlich erfolgen (der Namen des Erkrankten wird gemeldet), für einige nicht-namentlich.
- Für **Heilpraktiker** besteht für die durch diese Erreger ausgelösten Krankheiten ein **Behandlungsverbot.**

## Merke

- Im **Gesetz** sind die **Erreger** genannt, zum **Lernen** wird hier die Liste der **Krankheiten** aufgeführt.
- In § 7 stehen zusätzlich alle Erreger der bereits in § 6 genannten Krankheiten (› Karte T1). **Diese wurden in der folgenden Liste weggelassen.**
- Es sind seit 2019 zusätzliche Viren (Chikunguya-, Dengue-, West-Nil-Virus) genannt, die hämorrhagisches Fieber auslösen.
- Seit Nennung des Varizella-Zoster-Virus im § 7 im Jahre 2013 besteht für **Herpes zoster** für Heilpraktiker nach § 24 ein **Behandlungsverbot.**
- Die Unterscheidung in namentliche und nicht-namentliche Meldepflicht ist im Grunde für Heilpraktiker nicht wichtig, da sie selbst nicht melden. Es gab aber hierzu schon Fragen bei der amtsärztlichen Überprüfung.

Gesetzestext

**§ 7 Meldepflichtige Nachweise von Krankheitserregern** *(sinngemäße Wiedergabe, keine Wiederholung der in § 6 genannten Erkrankungen, deren Erreger alle auch in § 7 genannt werden)*

(1) **Namentlich** ist bei folgenden Krankheitserregern, soweit nicht anders bestimmt, der direkte oder indirekte Nachweis zu **melden,** soweit die Nachweise auf eine akute Infektion hinweisen:

- Bornaviruserkrankung (humanpathogene Bornaviren bei direktem Nachweis)
- Brucellose (Brucella sp.)
- Corynebacterium spp., toxinbildend
- Ebola (Ebolavirus)
- Fleckfieber (Rickettsia prowazekii)
- FSME (FSME-Virus)
- Gastroenteritis bei folgenden Erregern:
  - Campylobacter sp., darmpathogene
  - Cryptosporidium sp., humanpathogene
  - E. coli, enterohämarrhagische Stämme (EHEC)
  - E. coli, sonstige darmpathogene Stämme
  - Giardia lamblia
  - Hantaviren
  - Noroviren
  - Rotaviren
  - Salmonella, sonstige
  - Shigella sp.
  - Yersinia sp., darmpathogen
- Gelbfieber (Gelbfiebervirus)
- Herpes zoster (Varizella-Zoster-Virus)
- HiB (Haemophilus influenzae B)
- Influenza (Influenzaviren bei direktem Nachweis)
- Keratokunjunktivitis (Adenoviren bei direktem Nachweis im Konjunktivalabstrich)
- Legionellose (Legionella sp.)
- Lepra (Mycobacterium leprae)
- Leptospirose (Leptospira sp., humanpathogene)
- Listeriose (Listeria monocytogenes; nur in speziellen Fällen)
- MERS-CoV-Erkrankung (Middle-East-Respiratory-Syndrome-Coronavirus)
- Ornithose (Chlamydia psittaci)
- Q-Fieber (Coxiella burnetii)
- Rückfallfieber (Borrelia recurrentis)
- SARS-CoV-Erkrankungen (Severe-Acute-Respiratory-Syndrome-Coronaviren 1 und 2)
- Streptokokken-Pneumonien (Streptococcus pneumoniae b. direktem Nachweis aus Liquor, Blut, Gelenkpunktat o. a. sterilen Substraten)
- Trichinose (Trichinella spiralis)
- Tularämie (Francisella tularensis)
- der direkte Nachweis von:
  - MRSA (Methicillin-resistente Stämme v. Staphylococcus aureus), Meldepflicht nur bei Nachweis aus Blut/Liquor
  - Enterobacerales u. Acinetobacter spp.: Nachweis einer Carbapenemase-Determinante o. verminderte Empfindlichkeit gegenüber Carbapenemen außer bei natürlicher Resistenz, Meldepflicht nur bei Infektion o. Kolonisation

(3) **Nichtnamentlich** ist bei folgenden Krankheitserregern der direkte oder indirekte Nachweis zu **melden:**

- AIDS (HI-Viren)
- Echinokokkose (Echinococcus sp.)
- Malaria (Plasmodium sp.)
- Syphilis (Treponema pallidum)
- Toxoplasmose (Toxoplasma gondii, bei konnataler Infektion)

IfSG § 8

Infektionsschutzgesetz 1 **T3**

## Thema

Wer muss in welchen Fällen melden?

## Zusammenfassung

- Meldepflicht besteht für Heilpraktiker und Ärzte für Erkrankungen, die in **§ 6(1)** genannt sind.
- Für Ärzte besteht zusätzlich eine Meldepflicht auch für die in § 6(2) und § 6(3) genannten Fälle.
- Die Meldepflicht **erübrigt sich** nur,
  - wenn ein **schriftlicher Nachweis** über eine bereits erfolgte Meldung **vorliegt** und
  - **keine zusätzlichen Informationen** zur Ergänzung der vorausgehenden Meldung vorliegen.
- Wenn sich ein Verdacht als unbegründet herausstellt, muss auch dies gemeldet werden.

## Merke

- Ein Behandlungsverbot besteht nach § 24 aber auch für Krankheiten, die in §§ 7 und 34 genannt sind sowie sexuell übertragbare Krankheiten.
- Außerdem besteht ein Behandlungsverbot für Erkrankungen, für die es gemäß § 15 eine Meldepflicht nach § 6 oder § 7 gibt.

Gesetzestext

**§ 8 Zur Meldung verpflichtete Personen** *(Originaltext)*

(1) Zur Meldung oder Mitteilung sind verpflichtet:

1. im Falle des § 6 der feststellende Arzt […],
2. im Falle des § 7 die Leiter von Medizinaluntersuchungsämtern und sonstigen privaten oder öffentlichen Untersuchungsstellen einschließlich der Krankenhauslaboratorien,
3. im Falle der §§ 6 und 7 die Leiter von Einrichtungen der pathologisch-anatomischen Diagnostik […],
4. im Falle von Tollwut bei Tieren, mit denen Menschen Kontakt gehabt haben, auch der Tierarzt,
5. im Falle des § 6 Abs. 1 Nr. 1, 2 und 5 und Abs. 3 Angehörige eines anderen Heil- oder Pflegeberufs, der für die Berufsausübung oder die Führung der Berufsbezeichnung eine staatlich geregelte Ausbildung oder Anerkennung erfordert,
6. (weggefallen)
7. im Falle des § 6 Abs. 1 Nr. 1, 2 und 5 die Leiter von Pflegeeinrichtungen, Justizvollzugsanstalten, Heimen, Lagern oder ähnlichen Einrichtungen,
8. **im Falle des § 6 Abs. 1 der Heilpraktiker**

[…]

(3) Die **Meldepflicht besteht nicht,** wenn dem Meldepflichtigen ein Nachweis vorliegt, dass die Meldung bereits erfolgte und andere als die bereits gemeldeten Angaben nicht erhoben wurden. Satz 1 gilt auch für Erkrankungen, bei denen der Verdacht bereits gemeldet wurde.

[…]

(5) Der Meldepflichtige hat dem Gesundheitsamt unverzüglich **mitzuteilen,** wenn sich eine **Verdachtsmeldung nicht bestätigt** hat.

## Thema

Was und wann muss gemeldet werden?

## Zusammenfassung

- Bei namentlicher Meldung durch Heilpraktiker reichen die ihm **vorliegenden Angaben.** Recherchen und Untersuchungen, um weitere Angaben machen zu können, sind nicht notwendig.
- Die Meldung muss **unverzüglich innerhalb von 24 Stunden** erfolgen.
- Die Meldung geht an das für den derzeitigen Aufenthalt zuständige **Gesundheitsamt.**
- Das unterrichtete Gesundheitsamt meldet die Erkrankung an das für die Hauptwohnung zuständige Gesundheitsamt, falls der derzeitige Aufenthaltsort von dieser abweicht.

## Merke

- Der „derzeitige Aufenthaltsort" ist in der Regel der Wohnort des Patienten, kann aber auch der Ort des Hotels sein, in dem sich der Patient zur Zeit aufhält. In größeren Städten ist dies also häufig nicht das für die Praxis zuständige Gesundheitsamt.
- Die Formblätter stellt das Gesundheitsamt zur Verfügung. Sie sind aber auch im Internet zu finden.
- **Praxistipp:**
  - Um sowohl das Gebot der Unverzüglichkeit als auch der schriftlichen Meldung praxisnah umsetzen zu können, empfiehlt es sich, sofort nach dem Behandlungstermin das Gesundheitsamt telefonisch von der Meldung zu unterrichten.
  - Anschließend kann man, z. B. nach Feierabend, das Meldeformular ausfüllen und an das Gesundheitsamt faxen.
  - Das Fax sollte dort innerhalb von 24 Stunden eingegangen sein.

Gesetzestext

**§ 9 Namentliche Meldung** *(Originaltext)*

(1) Die namentliche Meldung durch eine der in § 8 Abs. 1 Nr. 1, 4 bis 8 genannten Personen muss **folgende Angaben** enthalten:

1. Name, Vorname des Patienten
2. Geschlecht
3. Tag, Monat und Jahr der Geburt
4. Anschrift der Hauptwohnung und, falls abweichend: Anschrift des derzeitigen Aufenthaltsortes
5. Tätigkeit in Einrichtungen im Sinne des § 23 Absatz 5 oder 6 oder § 36 Abs. 1 oder 2; Tätigkeit im Sinne des § 23 Absatz 5 oder 6 oder § 42 Abs. 1 bei akuter Gastroenteritis, akuter Virushepatitis, Typhus abdominalis/Paratyphus und Cholera
6. Betreuung in einer Gemeinschaftseinrichtung gemäß § 33
7. Diagnose beziehungsweise Verdachtsdiagnose
8. Tag der Erkrankung oder Tag der Diagnose, gegebenenfalls Tag des Todes
9. wahrscheinliche Infektionsquelle
10. Land (in Deutschland: Landkreis oder kreisfreie Stadt), in dem die Infektion wahrscheinlich erworben wurde; bei Tuberkulose Geburtsland und Staatsangehörigkeit
11. Name, Anschrift und Telefonnummer der mit der Erregerdiagnostik beauftragten Untersuchungsstelle
12. Überweisung in ein Krankenhaus beziehungsweise Aufnahme in einem Krankenhaus oder einer anderen Einrichtung der stationären Pflege und Entlassung aus der Einrichtung, soweit dem Meldepflichtigen bekannt
13. Blut-, Organ-, Gewebe- oder Zellspende in den letzten sechs Monaten
14. Name, Anschrift und Telefonnummer des Meldenden
15. bei einer Meldung nach § 6 Abs. 1 Nr. 3 die Angaben nach § 22 Abs. 2.

Bei den in § 8 Abs. 1 Nr. 4 bis 8 genannten Personen beschränkt sich die Meldepflicht auf die ihnen vorliegenden Angaben.

[…]

(3) Die namentliche Meldung muss unverzüglich erfolgen und spätestens innerhalb von 24 Stunden nach erlangter Kenntnis dem für den Aufenthalt des Betroffenen zuständigen Gesundheitsamt, im Falle des Absatzes 2 dem für den Einsender zuständigen Gesundheitsamt vorliegen. Eine Meldung darf wegen einzelner fehlender Angaben nicht verzögert werden. Die Nachmeldung oder Korrektur von Angaben hat unverzüglich nach deren Vorliegen zu erfolgen. Liegt die Hauptwohnung oder der gewöhnliche Aufenthaltsort der betroffenen Person im Bereich eines anderen Gesundheitsamtes, so hat das unterrichtete Gesundheitsamt das für die Hauptwohnung, bei mehreren Wohnungen das für den gewöhnlichen Aufenthaltsort des Betroffenen zuständige Gesundheitsamt unverzüglich zu benachrichtigen.

## Thema

Erweiterung der Meldepflicht sowie Schutzmaßnahmen.

## Zusammenfassung

- Das Bundesgesundheitsministerium und die Landesregierungen können weitere Erkrankungen in die Meldepflicht einbeziehen.
- Die Behörden können diverse Maßnahmen zum Schutz gegen übertragbare Krankheiten treffen, wenn dem Einzelnen oder der Allgemeinheit Gefahr droht.

## Merke

- Heilpraktiker und Ärzte müssen sich über Erweiterungen der Meldepflicht informieren.
- Nach § 15(1) besteht bundesweit Meldepflicht gemäß § 6 bei zoonotischer Influenza (dazu gehört Vogelgrippe) beim Menschen bei Verdacht, Erkrankung und Tod und bei Erkrankung und Tod mit schwerem klinischem Verlauf einer Infektion mit Clostridium difficile.
- Für Infektionen mit Methicillin-resistenten Staphylococcus aureus (MRSA) besteht eine Labormeldepflicht gemäß § 7.
- In einigen Bundesländern gibt es weitere Meldepflichten, z. B. nach § 15(3) für Borreliose in Bayern, Berlin, Brandenburg, Mecklenburg-Vorpommern, Rheinland-Pfalz, Saarland, Sachsen-Anhalt, Sachsen und Thüringen. Dann besteht in diesen Bundesländern für Heilpraktiker auch ein Behandlungsverbot nach § 24. Der Bund deutscher Heilpraktiker (BDH) vertritt jedoch die Auffassung, dass sich dadurch zumindest aus Gründen der allgemeinen Sorgfaltspflicht auch bundesweit ein Behandlungsverbot für diese Erkrankungen ableiten lässt.

Gesetzestext

**§ 15 Anpassung der Meldepflicht an die epidemische Lage** *(sinngemäße Wiedergabe)*

- Absatz (1): Das Bundesministerium für Gesundheit kann die Liste der in den §§ 6 und 7 genannten Krankheiten und Erreger und damit deren Meldepflicht aufheben, einschränken oder erweitern.
- Absatz (3): Die Landesregierungen dürfen per Rechtsverordnung die Meldepflicht ebenso erweitern.

**§ 16 Allgemeine Maßnahmen der zuständigen Behörde** *(sinngemäße Wiedergabe)*

Die zuständigen Behörden können zur Abwendung von Gefahren, die dem Einzelnen oder der Allgemeinheit durch das Auftreten übertragbarer Krankheiten drohen, Maßnahmen ergreifen wie

- Einholung von Auskünften
- Betreten von Räumen, Anlagen, Einrichtungen, Verkehrsmitteln
- Einsicht in relevante Bücher, Unterlagen etc.
- Anforderung oder Entnahme von Proben zur Untersuchung

**§§ 17–19 Spezielle Maßnahmen der Behörden** *(sinngemäße Wiedergabe)*

Weitere mögliche Maßnahmen der zuständigen Behörden:

- Entseuchung und ggf. Vernichtung kontaminierter Gegenstände
- Beauftragung von Fachkräften zur Durchführung von speziellen Maßnahmen
- Einschränkung freiheitlicher Grundrechte (unter bestimmten Bedingungen)
- Entseuchung, Entwesung und Bekämpfung von Wirbeltieren, die Krankheitserreger übertragen
- Anonyme und kostenlose Beratung für Personen mit erhöhter Ansteckungsgefahr bezüglich sexuell übertragbarer Krankheiten und Tuberkulose

## Thema

Regelungen zu Schutzimpfungen und nosokomialen Infektionen.

## Zusammenfassung

- Es gibt die Einrichtung der **Ständigen Impfkommission** (STIKO), welche die **Impfempfehlungen** herausgibt.
- **Impfpflicht** gibt es aktuell n. § 20(8) bzgl. **Masernimpfung:** Sie gilt für alle ab 1.1.1971 geborene Personen, die in Gemeinschaftseinrichtungen (§ 33) wie Kindergärten, Schulen, Heime, aber auch Asylbewerbereinrichtungen (§ 36) etc. betreut werden oder dort tätig sind. Dasselbe gilt für alle in medizinischen Einrichtungen wie Krankenhäusern, Arzt-, Heilpraktiker-, Psychotherapie- oder sonstigen Praxen, Rettungsdiensten, Reha-Einrichtungen etc. tätigen Personen. Alternativ kann auch eine Immunität durch durchgemachte Erkrankung nachgewiesen werden. Menschen, die aus medizinischen Kontraindikationen nicht geimpft werden können, sind davon ausgenommen.
- Nach § 20a mussten bis 31.12.2022 alle Personen, die in medizinischen Einrichtungen, Krankenhäusern, medizinischen Praxen, Pflegeeinrichtungen etc. tätig sind (auch nicht-medizinisches Personal) einen **Impf- oder Genesenennachweis zu SARS-CoV-2** nachweisen. Ob diese Regelung verlängert wird, war zum Redaktionsschluss noch nicht bekannt.
- Die Empfehlungen der Kommission für Krankenhaushygiene und Infektionsprävention (KRINKO) gelten auch für Heilpraktikerpraxen.
- Beim Robert-Koch-Institut gibt es eine Kommission „Antiinfektiva, Resistenz und Therapie" (ART), die Maßnahmen gegen die Entwicklung resistenter Keime festsetzen soll.

## Merke

- Heilpraktiker dürfen aus verschiedenen Gründen keine Schutzimpfungen durchführen.
- Heilpraktiker und ihre Angestellten, auch Putzpersonal, welche nach 1970 geboren sind, müssen einen Masernimpfschutz oder -immunität nachweisen.
- Heilpraktiker und ihre Angestellten mussten bis Ende 2022 einen Impf- oder Genesenennachweis zu SARS-CoV-2 nachweisen. Diese Regelung endete zum 31.12.2022 und soll voraussichtlich nicht verlängert werden (Stand 10/2022). Sie müssen sich über die Regelungen insbesondere zu COVID-19 aktuell informieren.
- Durch die Einhaltung der Empfehlungen der Kommission für Krankenhaushygiene und Infektionsprävention (KRINKO) wird die hygienische Sorgfalt nachgewiesen.
- Landesregierungen können Hygienepläne vorschreiben.
- Praxisinhaber müssen sich daher über diese Empfehlungen auf dem neuesten Stand halten.

Gesetzestext

**§ 20 Schutzimpfungen und andere Maßnahmen der spezifischen Prophylaxe** *(sinngemäße Wiedergabe)*
(1) Bundes-, Landesbehörden sowie Gesundheitsämter informieren die Bevölkerung über die Bedeutung von Schutzimpfungen.
(2) Beim Robert-Koch-Institut wird eine **Ständige Impfkommission** (STIKO) eingerichtet, welche Empfehlungen zur Durchführung von Schutzimpfungen und anderen Maßnahmen der spezifischen Prophylaxe herausgibt. Sie entwickelt darüber hinaus auch Kriterien zur Abgrenzung zwischen üblichen Impf-Begleitreaktionen sowie darüber hinausgehende gesundheitliche Schädigungen.
[…]
(6) und (7) Das Bundesministerium für Gesundheit sowie auch die Landesregierungen können in bestimmten Fällen Schutzimpfungen anordnen und dadurch das Grundrecht der körperlichen Unversehrtheit einschränken.
(8) Personen, die nach dem 31.12.1970 geboren sind, müssen entweder Impfschutz gegen Masern oder ab der Vollendung des 1. Lebensjahres eine Immunität gegen Masern nachweisen, wenn sie in Kitas, Schulen betreut werden, in Heimen und Asylbewerberunterkünften untergebracht sind oder in einer solchen Einrichtung arbeiten. Dasselbe gilt für Menschen, die in medizinschen Einrichtungen wie Krankenhäusern, Reha-Einrichtungen, allen Arten medizinischer Praxen, auch Psychotherapiepraxen etc. tätig sind.

**§ 20a Immunitätsnachweis gegen COVID-19** *(sinngemäße Wiedergabe, Stand 10/2022)*
Personen, die in medizinischen Einrichtungen oder in Pflegeheimen aller Arten sowie ambulanten Pflegedienten tätig sind, müssen über einen Impf- oder Genesenennachweis zu SARS-CoV-2 verfügen. Diese Regelung endete am 31.12.2022.

**§ 21 Impfstoffe** *(sinngemäße Wiedergabe)*
Regelungen zu Impfstoffen

**§ 22 Impfausweis** *(sinngemäße Wiedergabe)*
Der impfende Arzt hat jede Schutzimpfung sowie aufgetretene, ungewöhnliche Impfreaktionen in einen Impfausweis einzutragen.

**§ 23 Nosokomiale Infektionen; Resistenzen; Rechtsverordnungen durch die Länder** *(sinngemäße Wiedergabe)*

- Das Auftreten von nosokomialen Infektionen ist zu dokumentieren.
- Ferner hat das Robert-Koch-Institut eine Kommission für Krankenhaushygiene und Infektionsprävention (KRINKO) einzurichten. Diese gibt Empfehlungen zu betrieblich-organisatorischen und baulich-funktionellen Maßnahmen der Hygiene in Krankenhäusern und anderen medizinischen Einrichtungen (z. B. Heilpraktikerpraxen) heraus.
- Beim Robert-Koch-Institut wird eine Kommission „Antiinfektiva, Resistenz und Therapie" (ART) eingerichtet. Sie gibt Empfehlungen zur Vermeidung von Resistenzbildungen und zum Umgang mit resistenten Keimen.
- Diese Empfehlungen werden ständig weiterentwickelt und an die Erfordernisse angepasst. Sie sind als verbindlich anzusehen.

## Thema

Behandlungsverbot von bestimmten Erkrankungen für Nicht-Ärzte (u. a. Heilpraktiker).

## Zusammenfassung

**Behandlungsverbot** für Heilpraktiker:
- Für alle in **§ 6** genannten Krankheiten
- Für Infektionen mit einem Erreger, der in **§ 7** genannt ist
- Für die in **§ 34** genannten Krankheiten
- Für **sexuell übertragbare** Krankheiten
- Für die **per Rechtsverordnung** (§ 15(1)) meldepflichtigen Krankheiten

## Merke

- Das Behandlungsverbot gilt nur für die genannten Krankheiten. Personen, die an einer solchen Krankheit erkrankt sind, dürfen jedoch wegen **anderer Krankheiten behandelt** werden. Dies gilt selbstverständlich nur, wenn eine Weiterverbreitung der übertragbaren Krankheit ausgeschlossen ist und wenn die Behandlung den Zustand des Patienten nicht verschlechtert. Beispiel: Kopfschmerzen aufgrund von Wirbelblockaden bei einem HIV-Patienten dürfen behandelt werden.
- Heilpraktiker dürfen **Geschlechtsorgane untersuchen. Nicht übertragbare Erkrankungen** von Geschlechtsorganen dürfen **behandelt** werden.
- Ob länderspezifische Erweiterungen der Meldepflichten nach § 15(3) ein bundesweites Behandlungsverbot nach sich ziehen, ist umstritten. Der Bund deutscher Heilpraktiker (BDH) empfiehlt, aufgrund der allgemeinen Sorgfaltspflicht Krankheiten nicht zu behandeln, für die es in einzelnen Ländern Meldepflichten gibt.

Gesetzestext

**§ 24 Behandlung übertragbarer Krankheiten** *(Originaltext)*

Die Behandlung von Personen, die an einer der in § 6 Abs. 1 Satz 1 Nr. 1, 2 und 5 oder § 34 Abs. 1 genannten übertragbaren Krankheiten erkrankt oder dessen verdächtig sind oder die mit einem Krankheitserreger nach § 7 infiziert sind, ist insoweit im Rahmen der berufsmäßigen Ausübung der Heilkunde nur Ärzten gestattet. Satz 1 gilt entsprechend bei sexuell übertragbaren Krankheiten und für Krankheiten oder Krankheitserreger, die durch eine Rechtsverordnung auf Grund des § 15 Abs. 1 in die Meldepflicht einbezogen sind. Als Behandlung im Sinne der Sätze 1 und 2 gilt auch der direkte und indirekte Nachweis eines Krankheitserregers für die Feststellung einer Infektion oder übertragbaren Krankheit; § 46 gilt entsprechend.

## Thema

Weitere Maßnahmen zur Bekämpfung übertragbarer Krankheiten.

## Zusammenfassung

- Weitere Schutzmaßnahmen zur **Bekämpfung übertragbarer Krankheiten** können sein:
  - Die Anordnung von bestimmten Untersuchungen
  - Beobachtung von gefährdeten Patienten
  - Quarantäne
  - Berufliche Tätigkeitsverbote
- Insbesondere im Rahmen der COVID-19-Epidemie wurden die **§§ 28a, 28b und 28c** ergänzt. Diese enthalten eine Vielzahl von besonderen Schutzmaßnahmen zur Verhinderung der Verbreitung der COVID-19-Erkrankung. Diese §§ können evtl. in naher Zukunft im Verlauf der Corona-Pandemie noch mehrfach geändert werden. Informieren Sie sich über den aktuellen Stand.
- Zu diesen Maßnahmen gehören z. B. Regelungen zu Abstandsgebot im öffentlichen Raum, Tragen von Mund-Nasen-Bedeckungen, Ausgangs- oder Kontaktbeschränkungen, Erstellung und Anwendung von Hygienekonzepten, Einschränkungen bei kulturellen oder Sportveranstaltungen, Einschränkungen zum Alkoholkonsum oder -abgabe, Einschränkungen zu Reisetätigkeiten, Übernachtungsverbote, Schließung von Betrieben bzw. Einzel- oder Großhandel und einiges mehr.

## Merke

- Die **Grundrechte** (Freiheit der Person, Versammlungsfreiheit, Unverletzlichkeit der Wohnung, körperliche Unversehrtheit) können durch diese Maßnahmen **eingeschränkt** werden.
- Eine Heilbehandlung darf von den Gesundheitsämtern nicht angeordnet werden.
- **Quarantäne** ist vorgeschriebenen für Personen, die an **Lungenpest** oder an von Mensch zu Mensch **übertragbarem hämorrhagischem Fieber** erkrankt oder dessen verdächtig sind.
- Quarantäne kann aber von jedem Krankhaus auch bei anderen Erkrankungen angeordnet werden.

## Gesetzestext (ohne §§ 28a, 28b, 28c zu COVID-19)

**§ 25 Ermittlungen, Unterrichtungspflichten des Gesundheitsamtes bei Blut-, Organ-, Gewebe- oder Zellspendern** *(sinngemäße Wiedergabe)*
Das Gesundheitsamt muss im Zusammenhang mit Blut-, Organ- oder Gewebespenden bekannte Sachverhalte über übertragbare Krankheiten an die zuständigen Behörden übermitteln und darf die erforderlichen Ermittlungen anstellen. Bestimmte Grundrechte, wie das Recht auf körperliche Unversehrtheit oder Unverletzlichkeit der Wohnung, sind dadurch eingeschränkt.

**§ 26 Teilnahme des behandelnden Arztes** *(sinngemäße Wiedergabe)*
Der behandelnde Arzt darf mit Zustimmung des Patienten an den gemäß § 25 durchgeführten Untersuchungen durch das Gesundheitsamt teilnehmen.

**§ 27 Unterrichtungspflichten des Gesundheitsamtes** *(sinngemäße Wiedergabe)*
Das Gesundheitsamt unterrichtet die Lebensmittelüberwachungseinrichtungen, falls es den Verdacht gibt oder feststeht, dass übertragbare Krankheiten über Lebensmittel verbreitet wurden.

**§§ 28–30 Schutzmaßnahmen, Beobachtung, Quarantäne** *(sinngemäße Wiedergabe)*
Das Gesundheitsamt kann Schutzmaßnahmen ergreifen, z. B.:

- Veranstaltungen oder sonstige Ansammlungen einer größeren Anzahl von Menschen beschränken oder verbieten
- Badeanstalten oder in § 33 genannte Gemeinschaftseinrichtungen oder Teile davon schließen
- Personen verpflichten, den Ort, an dem sie sich befinden, nicht zu verlassen oder von ihr bestimmte Orte nicht zu betreten, bis die notwendigen Schutzmaßnahmen durchgeführt worden sind
- Beobachtung von Kranken, Krankheitsverdächtigen, Ansteckungsverdächtigen und Ausscheidern
- Untersuchungen durch die Beauftragten des Gesundheitsamtes
- Wohnungswechsel müssen angegeben werden
- Bestimmte Tätigkeiten im Lebensmittelgewerbe dürfen unter Umständen nicht ausgeübt werden
- Personen, die an Lungenpest oder an von Mensch zu Mensch übertragbarem hämorrhagischen Fieber erkrankt oder dessen verdächtig sind, müssen unter Quarantäne, in anderen Fällen können sie unter Quarantäne gestellt werden

**§ 31 Berufliches Tätigkeitsverbot** *(sinngemäße Wiedergabe)*
Es können für Kranke, Krankheitsverdächtige, Ansteckungsverdächtige und Ausscheider Tätigkeitsverbote ausgesprochen werden.

**§ 32 Erlass von Rechtsverordnungen** *(sinngemäße Wiedergabe)*
Landesregierungen dürfen per Rechtsverordnungen weitere Gebote und Verbote als Schutzmaßnahmen aussprechen. Auch dadurch können die Grundrechte eingeschränkt werden.

## Thema

„Schulparagraf", in dem weitere Erkrankungen genannt sind, für welche ein Behandlungsverbot für Heilpraktiker besteht.

## Zusammenfassung

- Personen, die selbst oder deren Familienangehörige an bestimmten Krankheiten erkrankt sind, dürfen z. B. Schulen, Kinderheime, -gärten, -horte nicht betreten.
- Im sog. **„Schulparagrafen"** (§ 34) sind weitere Krankheiten genannt, für die gemäß § 24 (› Karte U3) ein **Behandlungsverbot** für Heilpraktiker besteht.

## Merke

- Die Verbote gelten bereits bei Krankheitsverdacht.
- Die Betroffenen müssen ein ärztliches Attest vor Wiederaufnahme des Besuches vorlegen, dass keine Weiterverbreitung der Erkrankung mehr zu befürchten ist.
- Die **Verlausung** wird ausdrücklich von den Krankheiten abgesetzt. Für diese Erkrankung besteht daher **kein Behandlungsverbot** für Heilpraktiker gemäß § 24.
- Durch Erwähnung von **Streptococcus-pyogenes-Infektionen** (§ 34) ergibt sich ein **Behandlungsverbot** für Erysipel, Puerperalsepsis, eitrige Formen der Tonsillitis, Otitis und Sinusitis.

Gesetzestext

**§ 33 Gemeinschafteinrichtungen** *(sinngemäße Wiedergabe)*

Gemeinschaftseinrichtungen sind alle Einrichtungen, in denen Säuglinge, Kinder und Jugendliche betreut werden. Dazu gehören z. B. Kindergärten, Kindertagesstätten, Kinderkrippen, Schulen oder sonstige Ausbildungseinrichtungen, Kinderheime, Kinderhorte, Ferienlager oder ähnliche Einrichtungen.

**§ 34 Gesundheitliche Anforderungen, Mitwirkungspflichten, Aufgaben des Gesundheitsamtes** *(sinngemäße Wiedergabe)*

(1) Personen, die an bestimmten Krankheiten erkrankt oder dessen verdächtig sind, dürfen in den Gemeinschaftseinrichtungen keine Tätigkeiten ausüben bzw. die Räume nicht betreten und an deren Veranstaltungen nicht teilnehmen. Neben einigen schon in den §§ 6 und 7 direkt oder durch Erregernennung genannten Krankheiten (› Karte T1, › Karte T2), die im Folgenden nicht aufgeführt werden, sind hier folgende weitere Krankheiten genannt:

- Impetigo contagiosa (ansteckende Borkenflechte)
- Skabies (Krätze)
- Scharlach oder sonstige Streptococcus-pyogenes-Infektionen

Außerdem ist die Verlausung genannt.

Entsprechendes gilt auch für Kinder, die das 6. Lebensjahr noch nicht vollendet haben und an infektiöser Gastroenteritis erkrankt oder dessen verdächtig sind.

(2) Ausscheider von

- Vibrio cholerae O1 und O139,
- Corynebacterium diphteriae,
- Salmonella typhi und paratyphi,
- Shigella sp. oder
- enterohämorrhagischen E. coli (EHEC)

dürfen nur mit Zustimmung des Gesundheitsamtes und unter Einhaltung der angeordneten Schutzmaßnahmen die Gemeinschaftseinrichtungen betreten bzw. an deren Veranstaltungen teilnehmen.

(3) Bei fast allen der in (1) genannten Krankheiten gelten die dort genannten Verbote auch für Personen, die nicht selbst, sondern in deren Familie bzw. Wohngemeinschaft eine Person an dieser Krankheit erkrankt ist.

## Thema

Infektionshygienische Überwachung von Praxen durch das Gesundheitsamt.

## Zusammenfassung

- Gemeinschaftseinrichtungen, z. B. Krankenhäuser, Tageskliniken, Justizvollzugsanstalten, Heime aller Art, und die in § 33 genannten sind verpflichtet, einen **Hygieneplan** aufzustellen.
- Alle Arten von Praxen, in denen invasiv gearbeitet wird, werden vom Gesundheitsamt hygienisch überwacht.

## Merke

- Auch wenn Praxen nicht ausdrücklich genannt sind, sollten auch diese einen an die Praxisverhältnisse angepassten Hygieneplan erstellen. In diesem wird individuell auf die Praxis abgestimmt detailliert beschrieben, wer dort welche Verfahren wie durchführt: Welche Hygienemaßnahmen müssen umgesetzt werden? Welche Maßnahmen gibt es zur Qualitätssicherung, sodass sichergestellt ist, dass diese Maßnahmen auch umgesetzt werden? Wer ist wofür verantwortlich?
- Die Erstellung eines Hygieneplans ist für kleine Praxen mühsam, sollte aber mit Sorgfalt umgesetzt werden. Der Hygieneplan dokumentiert bei einer Kontrolle durch das Gesundheitsamt, dass der Praxisinhaber die Vorgaben des Infektionsschutzgesetzes kennt und umsetzen will.
- Der Hygieneplan gehört zum Qualitätsmanagementsystem (› Karte Q3).

Gesetzestext

**§ 36 Einhaltung der Infektionshygiene** *(Originaltext)*

(1) Folgende Einrichtungen legen in Hygieneplänen innerbetriebliche Verfahrensweisen zur Infektionshygiene fest und unterliegen der infektionshygienischen Überwachung durch das Gesundheitsamt:

1. die in § 33 genannten Gemeinschaftseinrichtungen,
2. Einrichtungen nach § 1 Absatz 1 bis 5 des Heimgesetzes,
3. Betreuungs- oder Versorgungseinrichtungen, die mit einer der in den Nummern 1 und 2 genannten Einrichtungen vergleichbar sind,
4. Obdachlosenunterkünfte,
5. Gemeinschaftsunterkünfte für Asylbewerber, Spätaussiedler und Flüchtlinge,
6. sonstige Massenunterkünfte und
7. Justizvollzugsanstalten.

(2) Einrichtungen und Gewerbe, bei denen die Möglichkeit besteht, dass durch Tätigkeiten am Menschen durch Blut Krankheitserreger übertragen werden, können durch das Gesundheitsamt infektionshygienisch überwacht werden.

IfSG § 42–43

Infektionsschutzgesetz 3 **V3**

## Thema

Spezielle Vorschriften für Personen im Lebensmittel- und Gaststättengewerbe.

## Zusammenfassung

- In § 42 sind v. a. Erkrankungen des Verdauungstrakts, deren Ausscheider sowie infizierte Wunden und Hauterkrankungen genannt.
- An in § 42 genannten Infektionskrankheiten erkrankte Personen dürfen nicht im Lebensmittel- bzw. Gaststättengewerbe tätig sein, falls sie direkt mit Speisen in Kontakt kommen.

## Merke

- In § 43 steht, dass Personen im Lebensmittelgewerbe bei erstmaliger Tätigkeit eine höchstens 3 Monate alte Gesundheitsbescheinigung des Gesundheitsamtes benötigen. Aus dieser muss hervorgehen, dass die Personen vom Gesundheitsamt über die Tätigkeitsverbote in § 42 aufgeklärt wurden und dass die Personen schriftlich erklärt haben, keine Erkrankungen zu haben, die ein Tätigkeitsverbot nach sich ziehen. Falls dies unklar ist, wird darüber ein ärztliches Attest benötigt.
- Im Lebensmittel- und Gaststättengewerbe beschäftigen Personen sind verpflichtet, Krankheiten, die ein Tätigkeitsverbot auslösen, ihrem Arbeitgeber zu melden. Dieser muss ggf. Maßnahmen einleiten, die eine Weiterverbreitung von Erregern verhindern.
- Punkt 9 bei den genannten Lebensmitteln (Sprossen und Keimlinge) wurde erst bei Änderung des IfSG 2013 neu aufgenommen.

Gesetzestext

**§ 42 Tätigkeits- und Beschäftigungsverbote** *(Originaltext)*

(1) Personen, die

1. an Typhus abdominalis, Paratyphus, Cholera, Shigellenruhr, Salmonellose, einer anderen infektiösen Gastroenteritis oder Virushepatitis A oder E erkrankt oder dessen verdächtig sind,
2. an infizierten Wunden oder an Hautkrankheiten erkrankt sind, bei denen die Möglichkeit besteht, dass deren Krankheitserreger über Lebensmittel übertragen werden können,
3. die Krankheitserreger Shigellen, Salmonellen, enterohämorrhagische Escherichia coli oder Choleravibrionen ausscheiden,

dürfen nicht tätig sein oder beschäftigt werden

a. beim Herstellen, Behandeln oder Inverkehrbringen der in Absatz 2 genannten Lebensmittel, wenn sie dabei mit diesen in Berührung kommen, oder
b. in Küchen von Gaststätten und sonstigen Einrichtungen mit oder zur Gemeinschaftsverpflegung.

[…]

(2) Lebensmittel im Sinne des Absatzes 1 sind

1. Fleisch, Geflügelfleisch und Erzeugnisse daraus
2. Milch und Erzeugnisse auf Milchbasis
3. Fische, Krebse oder Weichtiere und Erzeugnisse daraus
4. Eiprodukte
5. Säuglings- und Kleinkindernahrung
6. Speiseeis und Speiseeishalberzeugnisse
7. Backwaren mit nicht durchgebackener oder durcherhitzter Füllung oder Auflage
8. Feinkost-, Rohkost- und Kartoffelsalate, Marinaden, Mayonnaisen, andere emulgierte Soßen, Nahrungshefen
9. Sprossen und Keimlinge zum Rohverzehr sowie Samen zur Herstellung von Sprossen und Keimlingen zum Rohverzehr.

**IfSG §§ 44–47**

Infektionsschutzgesetz 3 **V4**

## Thema

Diverse Ergänzungen.

## Zusammenfassung

- Regelungen zur Tätigkeit mit Krankheitserregern (§§ 44–53)
- Zuständige Behörden (§ 54)
- Entschädigungsregelungen, z. B. bei Impfschäden (§§ 56–68)
- Straftatbestand und Bußgeldvorschriften, u. a. bei Verstößen gegen das Behandlungsverbot oder gegen die Meldepflicht (§§ 73–75)

## Merke

Auch der Verstoß gegen die Meldepflicht mit der Folge einer Verbreitung einer der in §§ 6 und 7 genannten Krankheiten und Erreger ist eine Straftat.

Gesetzestext

**§§ 44–53 Tätigkeiten mit Krankheitserregern** *(sinngemäße Wiedergabe)*

- Wer mit Krankheitserregern arbeitet, bedarf dazu einer Erlaubnis der zuständigen Behörde.
- Er muss diverse Vorschriften erfüllen.

**§§ 56–68 Entschädigungen in besonderen Fällen** *(sinngemäße Wiedergabe)*

- Wer durch angeordnete Maßnahmen wie Tätigkeitsverboten, Quarantäne usw. einen Verdienstausfall hat, erhält dafür eine Entschädigung.
- Wer durch empfohlene oder angeordnete Maßnahmen, z. B. Impfungen, gesundheitliche Schäden zurückbehält, hat einen Anspruch auf Entschädigung.
- Zur Anerkennung eines Gesundheitsschadens genügt die Wahrscheinlichkeit des ursächlichen Zusammenhangs. Wenn über diesen in der medizinischen Wissenschaft Unklarheit besteht, kann mit Zustimmung der zuständigen Landesbehörde der Gesundheitsschaden trotzdem als Folge der Maßnahme anerkannt werden.

**§§ 73–75 Straf- und Bußgeldvorschriften** *(sinngemäße Wiedergabe)*

- Wer gegen die Meldepflichten fahrlässig oder vorsätzlich verstößt, begeht eine Ordnungswidrigkeit, die mit Bußgeld bis zu 25.000 € geahndet werden kann.
- Wer vorsätzlich gegen die Meldepflicht verstößt und dadurch die Verbreitung von Krankheiten aus § 6 oder von Erregern aus § 7 verursacht, macht sich strafbar und wird mit Freiheitsstrafe bis zu 5 Jahren oder Geldstrafe bestraft.
- Wer gegen das Behandlungsverbot aus § 24 verstößt, wird mit Freiheitsstrafe bis zu einem Jahr oder Geldstrafe bestraft.

# Definitionen: Infektiologie



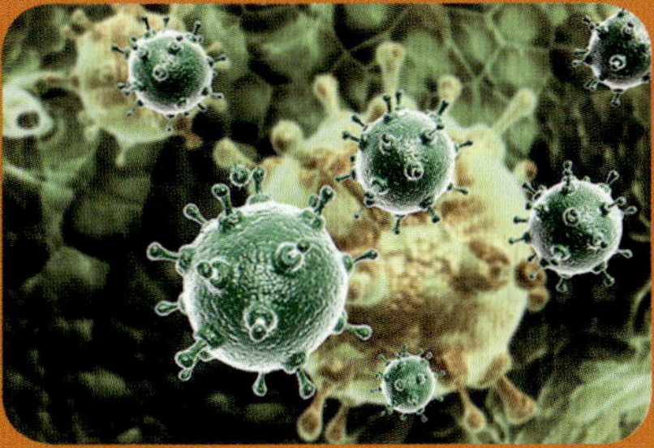

**Abb. W1** Erreger (Influenza-Virus) unter dem Elektronenmikroskop. [J787]

## Merke

- Epidemiologische Begriffe beschreiben die zeitliche und örtliche Ausbreitung einer Krankheit.
- Infektiologische Begriffe bezeichnen die „Krankheitskraft" einer Erregerart.
- Ganzheitliche Therapie bedeutet u. a., einem pathogenem Erreger mit hoher Virulenz eine hohe Resistenz durch ein intaktes unspezifisches Immunsystem entgegenzusetzen sowie die Mechanismen der spezifischen Abwehr zu stärken.

## Achtung

Als Infektion wird bezeichnet: Halten und Vermehren eines Erregers mit einer Reaktion des Wirts.

# Definitionen: Infektiologie



Info

**Epidemiologie**
Lehre von der Verbreitung ansteckender Krankheiten.

**Epidemie**
Zeitlich und örtlich begrenzte Ausbreitung einer ansteckenden Krankheit.
Bsp.: Salmonellen-Erkrankung in einem Krankenhaus.

**Endemie**
Örtlich begrenzte und zeitlich unbegrenzte Verbreitung einer ansteckenden Krankheit.
Bsp.: FSME-Endemie-Gebiete.

**Pandemie**
Zeitlich begrenzte, aber örtlich unbegrenzte Ausbreitung einer ansteckenden Krankheit.
Bsp: Influenza-Pandemie.

**Prädilektionsstelle**
Bevorzugt von einer Erscheinung betroffenes Gebiet.

**Infektion**
Aufnahme eines Krankheitserregers und nachfolgende Entwicklung oder Vermehrung im Körper.

**Bedrohliche übertragbare Krankheit**
Ist eine übertragbare Krankheit, die auf Grund klinisch schwerer Verlaufsformen oder ihrer Ausbreitungsweise eine schwerwiegende Gefahr für die Allgemeinheit verursachen kann.

**Krankheitserreger**
Virus, Bakterium, Pilz, Parasit oder sonstiges übertragbares Agens, das eine Krankheit im Körper verursachen kann.

**Sekundär-/Superinfektion**
Infektion mit weiterem Erreger bei bestehender (Primär-)Infektion. Superinfektion nur bei Infektion mit weiterem Virus(-stamm) bei bestehender Viruserkrankung.

**Pathogenität**
Fähigkeit eines Mikroorganismus, krankhafte Zustände auszulösen.

**Virulenz**
Das Ausmaß der Pathogenität. Äußert sich in unterschiedlicher Toxizität (Giftigkeit) und Invasionskraft (Kraft, mit der ein Erreger in den Körper eindringt).

**Kontagiosität, Kontagiositätsindex**
Aussage über Ansteckungskraft.

**Kontagiositätsindex**
Anteil der tatsächlich erkrankten Menschen im Vergleich zu den Menschen, die dem Erreger ausgesetzt waren.

**Resistenz**
Schutz gegen Erreger durch unspezifische Abwehr.

**Immunität**
Schutz gegen bestimmte Erreger durch spezifische Abwehr, die durch Infektion oder Impfung erworben ist. Eine Infektion kann auch ohne Symptome verlaufen, dann spricht man von „stiller Feiung".

**Ausscheider**
Person, die Krankheitserreger ausscheidet, ohne krank oder krankheitsverdächtig zu sein.

**Nosokomiale Infektion**
Infektion, die im zeitlichen Zusammenhang mit einer stationären oder ambulanten medizinischen Maßnahme steht, soweit die Infektion nicht vorher bestand.

**Symbionten**
Bakterien oder Pilze, die nicht pathogen symbiotisch mit bzw. auf dem Menschen leben, z. B. nicht-pathogene Darmbakterien oder auf der Haut lebende Bakterien.

## Erregertypen



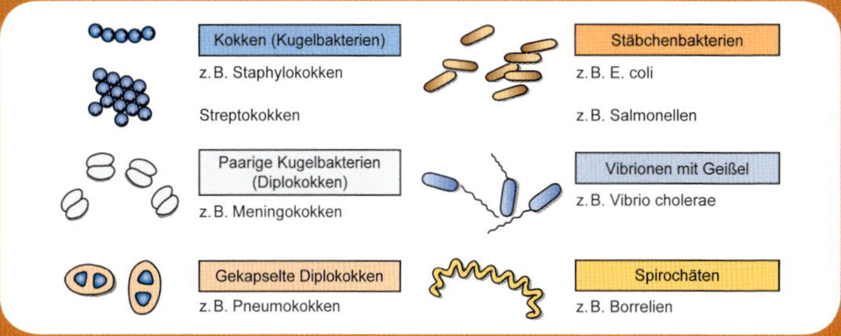


**Abb. W2** Verschiedene Bakterienformen. [L143]

### Merke

Die wichtigsten Erregertypen, beim kleinsten beginnend, nach Größe geordnet:

- Prionen
- Viren
- Bakterien und ihre Sonderformen (Rickettsien, Clamydien, Mykoplasmen)
- Protozoen
- Pilze
- Gliederfüßler
- Würmer

### Achtung

- Bei Bakterien sind insbesondere deren Exo- oder Endotoxine die krankmachenden Stoffe.
- Erreger können nur unter bestimmten Voraussetzungen in den Wirtsorganismus eindringen und sich dort vermehren.

Info

Beispiele für Krankheitserreger:

**Bakterien**

Staphylokokken, Streptokokken, Enterokokken, Stäbchenbakterien, Neisserien, Mykobakterien, Enterobakterien, Vibrionen, Spirochäten

**Bakterien-Sonderformen**

Rickettsien, Mykoplasmen, Chlamydien

**Viren**

Parvoviren, Papovaviren, Adenoviren, Herpesviren, Pockenviren, Hepatitisviren, Picornaviren, Togaviren, Flaviviren, Retroviren, Coronaviren, Orthomyxoviren, Paramyxoviren, Rhabdoviren, Filoviren

**Protozoen**

Amöben, Trichomonas vaginalis, Plasmodien, Toxoplasma gondii, Giardia lamblia, Trypanosomen, Leshmanien, Cryptosporidium parvum, Pneumocystis jirovecii

**Pilze**

Hefepilze (= Sprosspilze), Dermatophyten, Schimmelpilze

**Würmer**

Bandwürmer, Fadenwürmer, Saugwürmer

**Gliederfüßler**

- Krätzemilbe, Läuse, Zecken
- können sowohl als Verursacher von Krankheiten (z. B. Krätze = Scabies) als auch als Überträger eine Rolle spielen.

**Prionen**

- Eiweißpartikel, die es sowohl in physiologischer als auch pathologischer Form gibt
- Gelten als Erreger für die Variante der Creutzfeldt-Jacob-Krankheit (vCJK)
- Verursachen v. a. neurologische Störungen

# Bakterien



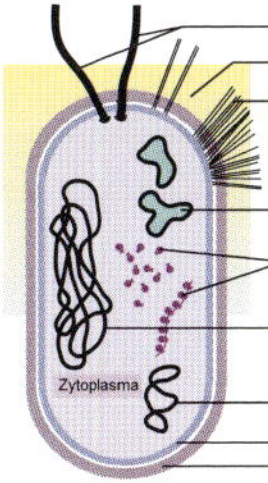


**Abb. W3** Aufbau einer Bakterienzelle. [L190]

## Merke

- Bakterien sind Einzeller ohne echten Zellkern.
- Im Gegensatz zu menschlichen Zellen haben sie eine Zellwand.
- Sie können sich selbstständig vermehren.
- Sonderformen: Rickettsien, Mykoplasmen und Chlamydien gelten als Bakterien, benötigen aber eine Wirtszelle zur Vermehrung.

## Achtung

- Bakterielle Erkrankungen kann man i. d. R. durch Antibiotika behandeln. Manchmal sind jedoch die Toxine die pathogene Substanz, gegen die ein Antitoxin benötigt wird.
- Bakterien entwickeln gegen Antibiotika zunehmend Resistenzen, sodass diese keine Wirkung mehr haben. Ursächlich dafür ist v. a. der zu große und unkontrollierte Einsatz von Antibiotika. Auch der massenhafte Einsatz von Antibiotika in der Tierhaltung führt dazu, dass sich die Antibiotika in Abwasser und Umwelt sehr stark ausbreiten und so immer mehr Bakterien Gelegenheit bekommen, Resistenzmechanismen zu entwickeln.

Info

**Aufbau**

- Bakterien sind Einzeller ohne echten Zellkern.
- Die DNA befindet sich in einem zellkernähnlichen Bereich (Nukleoid, Zellkernäquivalent).
- Manchmal enthalten sie zusätzliche Plasmide (extrachromosomale DNA).
- Im Zytoplasma befinden sich Ribosomen, aber keine Mitochondrien und keine Golgi-Apparate.
- Sie besitzen meist eine Zellwand.
- Manche Arten besitzen auch eine Kapsel.
- Pili bzw. Fimbrien dienen der Anheftung an Wirtszellen.
- Anhand der Form werden die Bakterien klassifiziert: Kugeln (= Kokken), Stäbchen, schraubenförmige Bakterien, mit/ohne Geißeln

**Verhalten gegenüber Sauerstoff**

- Aerobe Bakterien: Sie benötigen Sauerstoff für den Zellstoffwechsel.
- Anaerobe Bakterien: Der Stoffwechsel findet nur unter Sauerstoffabschluss statt.

**Bakteriengifte**

- Endotoxine: Gifte, die sich innerhalb der Zelle befinden und bei Zelltod frei werden
- Exotoxine: Gifte, die von lebenden Zelle ausgestoßen werden

**Anfärbbarkeit**

- Grampositive Bakterien: Lassen sich mit Hilfe der Gram-Lösung dunkel anfärben.
  Beispiele: Staphylokokken, Streptokokken, Enterokokken, Bacillus, Listerien, Clostridien, Lactobazillen
- Gramnegative Bakterien: Lassen sich durch die Gram-Lösung nicht anfärben.
  Beispiele: E. coli, Salmonellen, Legionellen, Rickettsien, Neisserien
- Gramnegative Bakterien haben eine dünnere Zellwand als grampositive Bakterien und sprechen auf andere Antibiotika an.

**Bewegung**

- Geißeln
- Chemotaxis, Mechanotaxis, Magnetotaxis

**Sporenbildung**

- Manche Bakterien bilden Endosporen, die eine Überdauerungsform darstellen.
- Die Endosporen sind extrem widerstandsfähig gegen Hitze, Strahlung, Wassermangel und extreme pH-Werte und können Millionen Jahre überleben.
- Unter geeigneten Bedingungen entwickeln sie sich wieder zum Bakterium.
- Wichtige Beispiele für sporenbildende Bakterien: Bacillus anthracis, Clostridium botulinum, Clostridium tetani.

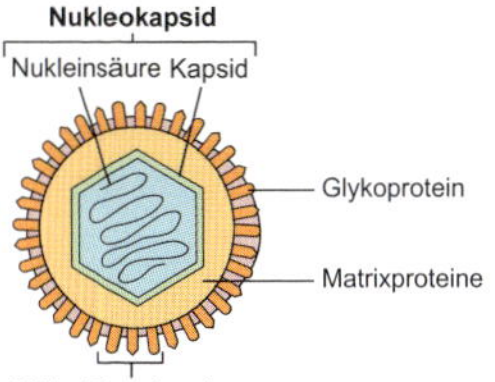


**Abb. W4** Behülltes Virus. [R172]

## Merke

- Sehr anpassungsfähiger Erregertyp
- Viren benötigen zur Vermehrung eine Wirtszelle, weil sie keinen eigenen Stoffwechsel besitzen.
- Sie besitzen entweder eine DNA **oder** RNA.
- Behüllte Viren besitzen zusätzlich eine Lipoproteinhülle.
- Sie sind nur im Elektronenmikroskop sichtbar.

## Achtung

- Antiviral wirkende Arzneimittel sind schwer zu entwickeln, da der von den Viren genutzte Wirtszellenstoffwechsel der menschlichen Zellen nicht gestört werden darf.
- Aus diesem Grund sind antivirale Medikamente oft gar nicht oder nur mit relativ schweren Nebenwirkungen vorhanden.
- Ein weiteres Problem ist die hohe Anpassungsfähigkeit der Viren, die sich ständig verändern.
- Bei viralen Erkrankungen findet man häufiger eine Leukopenie als bei bakteriellen Erkrankungen.

Info

**Aufbau**

- Sie enthalten entweder DNA oder RNA.
- Umgeben von einer Proteinhülle (Kapsid).
- Eventuell sind sie noch von einer Hülle umgeben.
- Sie benötigen eine Wirtszelle zur Vermehrung. Diese wird umprogrammiert, sodass sie neue Viren herstellt.

**Virusvermehrung**

- Adsorption
- Penetration
- Eklipse
- Montage
- Ausschleusung

**Klassifizierung**

Es gibt zahlreiche Virusfamilien, die bekanntesten sind:

- Pockenviren (Pockenvirus, Molluscum contagiosum-Virus)
- Herpesviren (Herpes simplex, Varizella-Zoster-Virus, Epstein-Barr-Virus, Zytomegalievirus)
- Leberinfizierende DNA-Viren (Hepatitis-B-Virus)
- Flaviviren (Hepatitis C-, Gelbfieber-, Dengueviren)
- Coronaviren
- Retroviren (HIV, Humanes-T-Zell-Lymphotropes-Virus)
- Orthomyxoviren (Influenzaviren)
- Adenoviren (viele Erkältungsviren)
- Papillomaviren
- Picornaviren (Hepatitis-A-, Polio-, Coxsackie-, Rhinoviren)

**Viral bedingte Infektionen**

- Typischerweise oft zweigipfliges Fieber:
  - 1. Gipfel beim Eindringen, dann Abfall des Fiebers, während die Viren sich innerhalb der Wirtszellen vermehren
  - Anschließend 2. längerer Gipfel, wenn die Wirtszellen massenhaft neue Viren produzieren
- Antibiotika sind unwirksam, in Einzelfällen helfen spezielle Virustatika und unspezifische Immunstimulanzien.

| Wachstumsform | | Infektionsart | |
|---|---|---|---|
| **Fadenpilze**<br>wachsen als vielkernige verzweigte Fäden (Hyphen) und bilden ein Myzel | **Hefe-/Sprosspilze**<br>wachsen als ovale oder kugelige Einzelzellen, die sich durch Sprossung (Knospung) und Teilung vermehren | **oberflächliche Mykosen** durch<br>*Epidermophyton*<br>*Microsporum*<br>*Trichophyton*<br>*Sporothrix* | **systemische Mykosen** durch<br>*Aspergillus*<br>*Blastomyces*<br>*Candida*<br>*Coccidioides*<br>*Cryptococcus*<br>*Histoplasma*<br>*Paracoccidioides* |
| 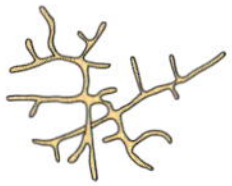 | 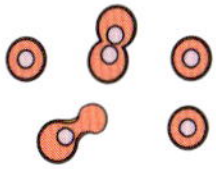 | 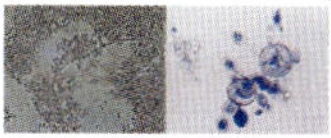 | |

**Abb. X1** Einteilung der Pilze. [R172]

## Merke

- Pilze bilden neben Tieren, Pflanzen und Protisten ein eigenes Reich von Lebewesen.
- Die Gruppen der Dermatophyten, Hefepilze (z. B. Candida) und Schimmelpilze stellen Erreger wichtiger Erkrankungen dar.
- Die meisten Pilze sind nur fakultativ pathogen, nur wenige sind obligat pathogen.
- Fakultativ pathogene Pilze sind Bestandteil der menschlichen Normalflora, sie werden i. d. R. nur auf dem Boden eines gestörten Milieus pathogen, z. B. auf feuchter und vorgeschädigter Haut oder bei schlechter Abwehrlage (AIDS, Tumorerkrankung, Therapie mit Immunsuppressiva).

## Achtung

- Bei Pilzerkrankungen gehört zu jeder naturheilkundlichen Therapie immer auch eine stärkende Behandlung des Abwehrsystems, insbesondere des darmassoziierten Immunsystems.
- Antimykotische Medikamente können bei systemischer Anwendung zu teilweise schweren Nebenwirkungen führen, z. B. Leberschäden, Hauterscheinungen, Kopfschmerzen.

Info

**Aufbau**

- Pilze sin höhere ein- oder mehrzellige Mikroorganismen mit Zellkern und allen Zellorganellen.
- Sie haben einen Zellkern mit Kernmembran.
- Sie enthalten kein Chlorophyll.
- Sie besitzen Fasern = Hyphen = Protoplasmaausstülpungen.
- Myzel: Gesamtheit der Hyphen. Es versorgt die Zellen mit Nährstoffen, indem die Hyphen in gesunde Zellen einwachsen und dort Nährstoffe heraussaugen.

**Einteilung**

- **Dermatophyten**
  - Verursachen Erkrankungen der Haut und Hautanhangsgebilde
- **Hefepilze (= Sprosspilze)**
  - z. B. Candida albicans
  - Verursachen Haut- und Schleimhauterkrankungen
  - Führen bei schlechter Abwehrlage auch zu Organbefall
- **Schimmelpilze**
  - z. B. Aspergillus, Mucor
  - Organbefall

**Vermehrung**

- Zweiteilung = Sprossung
- Sporen

**Mykosen:** Infektionen durch Pilze

- Dermtomykosen: Befall der Haut
- Systemmykosen: Befall innerer Organe, kommen v. a. bei Immunsuppression vor

# Protozoen



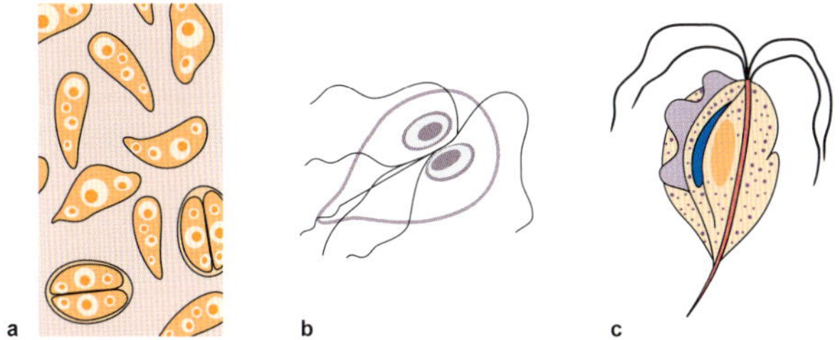


**Abb. X2** Protozoen. **a** Toxoplasmen. **b** Giardia lamblia. **c** Trichomonas vaginalis. [L106, L157]

## Merke

- Protozoen oder Urtiere sind veraltete Bezeichnungen für aufgrund ihrer heterotrophen Lebensweise und ihrer Mobilität als tierisch angesehene Einzeller.
- Bis auf die Protozoen Toxoplasma gondii und die Trichomonaden werden diese i. d. R. aus tropischen Regionen eingeschleppt.
- Der Erreger Pneumocystis jirovecii (Pneumonieerreger bei immungeschwächten Patienten) wird den nicht einzuordnenden Protozoen zugeordnet.

## Achtung

- Die im IfSG als Erreger genannten Protozoen sind Giardia lamblia, Cryptosporidium parvum, Toxoplasma gondii und Plasmodien, für die eine Meldepflicht und damit ein Behandlungsverbot besteht.
- Ein Behandlungsverbot gilt außerdem für die sexuell übertragbaren Trichomonaden.
- Die Wurmgattung „Trichinen" (› Karte X3) hat mit den Einzellern „Trichomonaden" nichts zu tun.

Info

**Aufbau**
- Protozoen besitzen einen Zellkern, aber keine Zellwand.
- Fortbewegung erfolgt durch Geißeln, Wimpern, füßchenförmige Ausstülpungen oder Formveränderungen (amöboid).

**Vermehrung**
- Geschlechtlich
- Zellteilung

**Einteilung**
- **Flagellaten**
  z. B. Giardia lamblia, Leishmania sp., Trypanosoma cruzi (Erreger der Chagaskrankheit)
- **Rhizopoden**
  z. B. Entamöben (Erreger der Amöbenruhr)
- **Sporozoen**
  z. B. Plasmodien, Pneumocystis jirovecii, Toxoplasma gondii
- **Wimperntierchen**
  z. B. Balantidium coli (Erreger der Balantidenruhr)

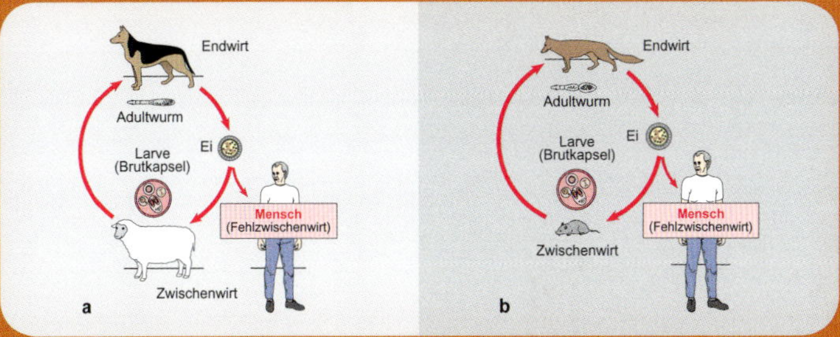


**Abb. X3** Lebenszyklen von Hunde- und Fuchsbandwurm. [L106]

## Merke

- Würmer sind komplexe vielzellige Lebewesen.
- Menschenpathogene Würmer leben auf Kosten ihres Wirtsorganismus, den sie zumeist schädigen. Sie sind Parasiten.
- Bei Wurmerkrankungen sind im Differenzialblutbild in der Regel die eosinophilen Granulozyten erhöht.
- In vielen Fällen führen Wurmerkrankungen zu folgenden Symptomen: Anämie, Exanthem, Gewichtsabnahme.
- Der Fuchsbandwurm ist v. a. in Südwestdeutschland, speziell auf der Schwäbischen Alb, und in der Schweiz, bevorzugt im Kanton Thurgau, stark verbreitet.

## Achtung

- Bei Langzeittherapie mit Anthelminthika (wurmwidrige Medikamente) können gastrointestinale Beschwerden auftreten.
- Die im IfSG genannten Würmer sind Echinokokken und Trichinen. Sie verursachen die Echinokokkose und Trichinose. Nur für diese Würmer besteht eine Meldepflicht und damit ein Behandlungsverbot.
- Andere Wurmarten fallen im weiteren Sinne unter das IfSG, weil sie z. B. eine infektiöse Gastroenteritis verursachen.

# Würmer



Info

**Aufbau**

- Würmer sind vielzellige und z. T. sehr differenziert strukturierte Lebewesen.
- Sie pflanzen sich geschlechtlich fort.
- Bandwürmer sind für ihre Entwicklung auf einen Wirtswechsel angewiesen.

**Einteilung**

- **Bandwürmer:** z. B. Schweine-, Rinder-, Fuchs- und Hundebandwurm
- **Fadenwürmer:** z. B. Trichinen, Spulwürmer, Maden
- **Saugwürmer:** z. B. Pärchenegel (Erreger der Bilharziose = Schistosomiasis)

# Gliederfüßler



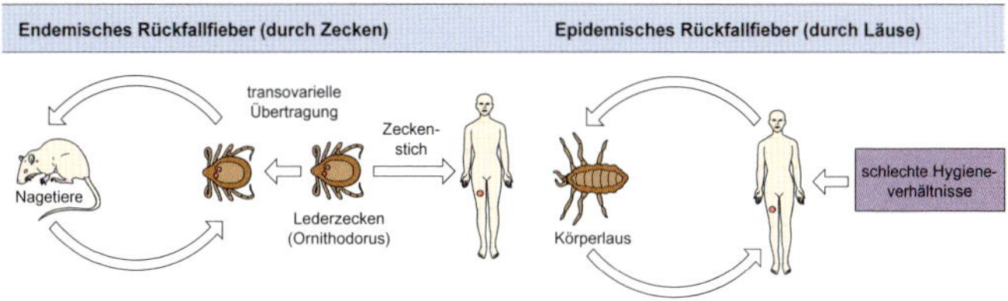


**Abb. X4** Übertragungswege des Rückfallfiebers. [G157]

## Merke

- Gliederfüßler sind Parasiten, die den Menschen als Wirt nutzen.
- Wichtig sind Krätzemilben, Zecken, Läuse, Flöhe, Mücken und Fliegen.
- Die Krätzemilbe ist der einzige Gliederfüßler, der selbst zu einer Erkrankung führt.
- Die anderen Gliederfüßler dienen i. d. R. nur als Überträger (Vektoren).

## Achtung

Läusebefall wird als „Zustand" und nicht als Erkrankung betrachtet. Für Zustände gibt es kein Behandlungsverbot.

Info

**Krätzemilbe**

- Erreger der Krätze (Skabies)
- Direkte Übertragung der Milbe bei Körperkontakt
- Behandlungsverbot gemäß § 24 IfSG, da Scabies in § 34 IfSG genannt wird

**Zecken**

- Weibchen ernähren sich von Blut, die Männchen von Fruchtnektar.
- Direkte Überträger diverser Krankheiten:
  - Lyme-Borreliose (Erythema chronicum migrans, Acrodermatitis chronica atrophicans)
  - FSME
  - Rückfallfieber

**Kopf-, Kleiderläuse**

- Werden direkt übertragen, Kleiderläuse über Kleidung und Bettdecken, Kopfläuse selten über Kämme und Kopfbekleidung
- Kopflausbefall steht in keinem Zusammenhang mit menschlicher Hygiene und der Häufigkeit des Haarewaschens.
- Kleiderlausbefall kann durch allgemeine Hygiene wie Körperreinigung, Wäsche waschen etc. verhindert werden.
- Läuse können Überträger von folgenden Krankheiten sein:
  - Fleckfieber
  - Rückfallfieber
  - Tularämie

**Flöhe**

- Durch Flöhe übertragene Krankheiten gehen meist mit juckenden Wunden einher.
- Direkte Übertragung der Flöhe
- Flöhe können folgende Erkrankungen übertragen:
  - Pest
  - Fleckfieber
  - Tularämie

**Mücken**

- Stiche führen zu meist juckenden Wunden.
- Direkte Übertragung
- Als Überträger von Infektionskrankheiten bekannte Mückenarten:
  - Anophelesmücke → Malaria, Filariose, Viruserkrankungen
  - Aedesmücke → Gelbfieber, Denguefieber

## Impfkalender der STIKO



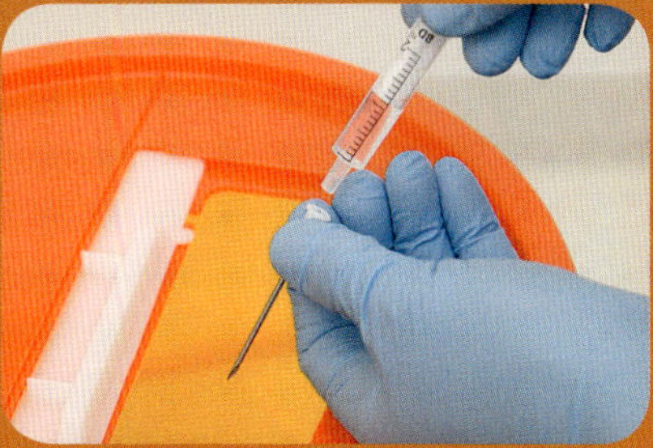

**Abb. Y1** Impfungen können einige Krankheiten verhindern. [J787]

### Merke

- Die ständige Impfkommission (STIKO) des Robert-Koch-Instituts (RKI) gibt Empfehlungen heraus.
- Nach § 20 IfSG hat das Bundesgesundheitsministerium das Recht, Impfpflichten auszusprechen.
- Es gibt zur Zeit Impfpflichten zu Masern und zur Impfung gegen SARS-CoV-2.
- Kinder müssen ab dem vollendeten 1. Lebensjahr bei Eintritt in Kita oder Schule eine Masernimpfung oder nachgewiesene Immunität vorweisen. Dasselbe gilt für Erzieher, Lehrer, Tagespflegepersonen und medizinisches Personal (soweit nach 1970 geboren) in Gemeinschafts- oder medizinischen Einrichtungen inkl. aller Arten von Praxen und Asylbewerber und Flüchtlinge 4 Wochen nach Aufnahme in Gemeinschaftsunterkünften.
- Alle Personen, die in medizinischen Einrichtungen und Praxen, dazu gehören auch HP-Praxen, arbeiten, mussten bis Ende 2022 einen Impf- oder Genesenennachweis gegen COVID-19 vorlegen. Dies gilt nicht für Personen, die aus medizinischen Gründen nicht gegen COVID-19 geimpft werden können.

### Achtung

- Die Impfempfehlungen können sich jederzeit ändern.
- Jeder Praxisbetreiber hat die Pflicht, sich auf den aktuellen Stand der Impfempfehlungen zu bringen.
- Neu ist seit 2020 die Impfpflicht für bestimmte Personengruppen bzgl. Masern. Dazu zählen aufgrund der Schulpflicht alle Kinder, die in die Kita oder Schule kommen.
- Dazu gehört auch die Impfpflicht für Personal in medizinischen Einrichtungen inkl. aller Arten von Praxen inkl. Heilpraktiker- und Psychotherapiepraxen gegen Masern.
- Siehe auch die neue Karte „Impfstofftypen" (› α2)

# Impfkalender der STIKO



Info

**Impfempfehlungen der STIKO**
Die Empfehlungen umfassen den Impfkalender für Säuglinge, Kinder, Jugendliche und Erwachsene (siehe auch www.rki.de).

**Säuglinge und Kinder (2.–24. Monat)**
- Diphtherie, Tetanus, Keuchhusten
- HiB
- Poliomyelitis
- Hepatitis B
- Masern, Mumps, Röteln
- Windpocken
- Pneumokokken
- Meningokokken
- Rotaviren

**Kinder (5–11 Jahre)**
SARS-CoV-2-Impfung: Generelle Impfempfehlung
- Eine Impfstoffdosis für alle gesunden Kinder
- Grundimmunisierung (2 Impfdosen) für gesunde Kinder mit Kontakt zu Risikopersonen, die durch Impfung nicht selbst sicher geschützt werden können.

**Mädchen (9–14 Jahre)**
- Humanes Papilloma-Virus

**Jugendliche und Erwachsene (ab 12 Jahren)**
- SARS-CoV-2-Impfung: Generelle Impfempfehlung inkl. 1. Auffrischimpfung

**Erwachsene**
alle 10 Jahre Auffrischimpfungen von
- Tetanus
- Diphtherie
- Keuchhusten

**Bei über 60-Jährigen**
- Pneumokokken
- Influenza (jährlich)
- Herpes zoster
- SARS-CoV-2: zusätzlich zur generellen Impfempfehlung wird die 2. Auffrischimpfung empfohlen

**Empfehlungen für Risikogruppen oder bei Aufenthalt und Reisen in entsprechende Endemiegebiete**
- Cholera
- Typhus
- Gelbfieber
- Hepatitis A
- Meningokokken
- FSME
- Hepatitis B
- SARS-CoV-2: 2. Auffrischimpfung auch für Bewohner in Pflegeeinrichtungen sowie Personen mit einem erhöhten Risiko für einen schweren Krankheitsverlauf in Einrichtungen der Eingliederungshilfe, Personal in medizinischen und Pflege-Einrichtungen sowie Personen mit Vorerkrankungen

# Übertragungswege



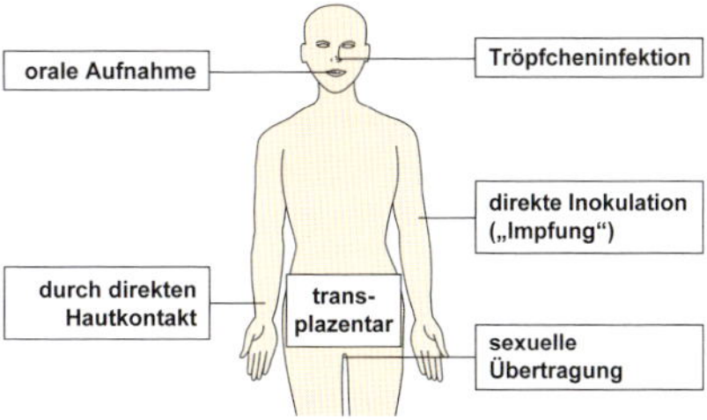


**Abb. Y2** Häufige Übertragungswege von Mikroorganismen. [R172]

## Merke

- Bei direkter Übertragung gelangen Erreger unmittelbar vom Erregerreservoir über eine Eintrittspforte in den Organismus.
- Bei indirekter Übertragung werden Erreger über Vektoren oder durch Kontakt mit kontaminierten Stoffen oder Gegenständen übertragen. Dazu gehört auch die im Zuge der Corona-Epidemie bekannter gewordene Übertragung durch Aerosole. Die Erreger befinden sich in Wassertröpfchen, die über Stunden in der Luft schweben können.

## Achtung

- Eine Zoonose ist eine Erkrankung, bei der das Erregerreservoir Wirbeltiere sind. Der Übertragungsweg ist dabei unerheblich.
- Malaria ist z. B. keine Zoonose, da nur Menschen Erregerreservoir sind und keine Tiere. Die Mücke ist kein Wirbeltier und hier nur der Überträger.

# Übertragungswege



Info

**Direkte Übertragungswege**

- **Tröpfcheninfektion:** Erreger werden über die Luft eingeatmet.
- **Direkte Kontakt-, Schmierinfektion:** Erreger werden z. B. über Geschlechtsverkehr und jede andere Art von direkter Berührung einer Eintrittspforte mit erregerhaltigem Material übertragen.
- **Parenterale Übertragung:** Erreger gelangen direkt in das Blut, z. B. über infizierte Spritzen oder Blutkonserven.
- **Diaplazentare Übertragung:** Von der Mutter gelangen die Erreger über die Plazenta auf das ungeborene Kind.
- **Perinatale Übertragung:** Sonderform der direkten Kontaktinfektion. Die Erreger gelangen während des Geburtsvorgangs von der Mutter auf das Kind.

**Indirekte Übertragungswege**

- **Indirekte Kontakt- und Schmierinfektion:** Übertragung erfolgt häufig fäkal-oral, z. B. bei Gastroenteritis und Wurmerkrankungen über verseuchtes Wasser oder Nahrungsmittel sowie über Türgriffe, Stifte, Wasserhähne.
- **Über Staub:** z. B. bei Milzbrand, Tetanus
- **Über Aerosole:** Legionellen werden häufig über Warmwassergeräte, Klimaanlagen etc. übertragen. Bekannt geworden auch als Hauptübertragungsweg bei SARS-CoV-2. Die Erreger befinden sich in Wassertröpfchen, welche sich über Stunden in der Luft halten und so zur Infektion führen können.
- **Über Zwischenwirte (= Vektoren):** z. B. Zecken, Flöhe, Mücken, Läuse

# Fieber



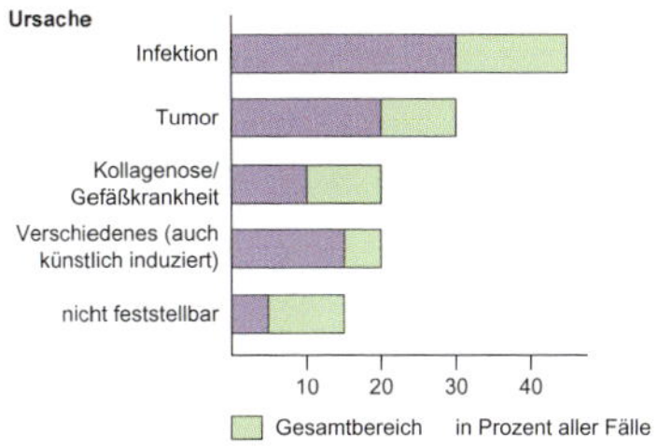


**Abb. Y3** Häufige Ursachen von Fieber. [R172]

## Merke

- Fieber ist die Erhöhung der Körperkerntemperatur auf über 38 °C.
- Es wird meist durch Pyrogene verursacht, die im Hypothalamus eine Erhöhung der Sollwerttemperatur auslösen.
- Ziele des Fiebers sind ein verstärkter Stoffwechsel und eine gute Durchblutung, die eine gesteigerte Immunabwehr ermöglichen.
- Muskelzittern bei kleinen Kindern kann zum Fieberkrampf führen.

## Achtung

- Hohes Fieber ohne ersichtlichen Grund oder bei Patienten mit Vorerkrankungen muss immer abgeklärt werden.
- Auch scheinbar grundloses über eine Woche Dauer anhaltendes Fieber ist ärztlich abzuklären.
- Pro Grad Temperaturerhöhung erhöht sich die Pulsfrequenz um ca. 5 Schläge/Min.
- Andernfalls handelt es sich um eine relative Bradykardie, die für bestimmte Erkrankungen (z. B. Typhus) typisch ist.

Info

**Einteilung des Fiebers**
(rektal gemessen)
- **< 36,2 °C: Untertemperatur**
- **36,3–37,4 °C: Normaltemperatur**
- **37,5–38,0 °C: subfebrile Temperatur**
- **38,1–38,5 °C: leichtes Fieber**
- **38,6–39,0 °C: mäßiges Fieber**
- **39,1–39,9 °C: hohes Fieber**
- **> 40,0 °C: sehr hohes Fieber**

**Entstehung von Fieber:**
- Endogene Pyrogene sind Entzündungsmediatoren, z. B. Prostaglandine, Interleukine 1 und 6, TNF-α.
- Exogene Pyrogene sind von Bakterien gebildete Stoffe, meist endogene Bakterientoxine.
- Exogene und endogene Pyrogene führen im Wärmeregulationszentrum des Hypothalamus zu einer Erhöhung der Körperkerntemperatur.
- Druck auf den Hypothalamus, z. B. durch Tumoren oder andere Ursachen für gesteigerten Hirndruck, können Fieber auslösen.
- Weitere Ursachen von Fieber können sein: Hyperthyreose, Exsikkose („Durstfieber").
- Mechanismen zur Erhöhung der Körpertemperatur:
  - Schüttelfrost
  - Engstellung der peripheren Gefäße
  - Gänsehaut
  - Embryonalhaltung
  - Erhöhung des Grundumsatzes und des Hormonstoffwechsels

# Fieberverlaufsformen



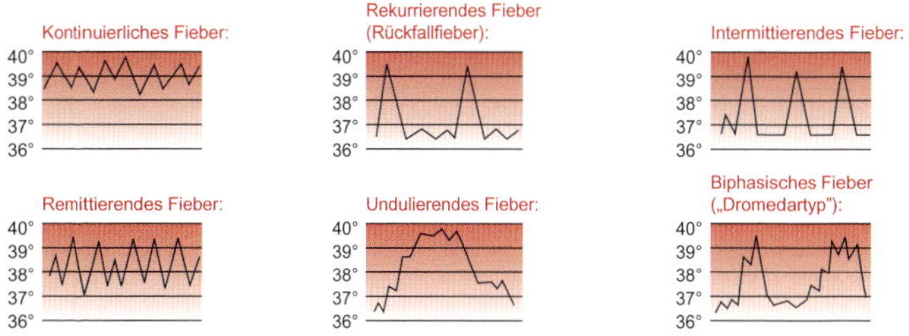


**Abb. Y4** Typische Fieberverlaufskurven. [L215]

## Merke

- Fieber wird durch Mikroorganismen und ihre Stoffwechsel- bzw. Zerfallsprodukte hervorgerufen, die als exogene Pyrogene wirken.
- Typische Fieberverläufe:
  - Kontinua: viele bakterielle Erkrankungen
  - Biphasisch: viele Viruserkrankungen
  - Rekurrierend: Malaria, Rückfallfieber
  - Undulierend: Brucellose, Tumoren

## Achtung

- Fieberverläufe können wichtige diagnostische Hinweise geben.
- Typische Verläufe sind durch den Einsatz fiebersenkender Mittel immer seltener zu beobachten.

## Fieberverlaufsformen



Info

**Kontinuierliches Fieber**
- Gleich bleibend hohe Temperatur mit Schwankung von max. 1 °C
- Beispiele:
  - Typhus abdominalis (im Stadium fastigii)
  - Bakterielle Erkrankungen
  - Bestimmte hämorrhagische Fieber wie Lassa-, Hanta- und Ebola-Fieber

**Biphasisches Fieber (Dromedarfieber)**
- Nach einem ersten Fieberanstieg folgt ein ca. 1–2-tägiges fieberfreies Intervall, anschließend erfolgt ein erneuter Fieberanstieg
- Beispiele:
  - Viruserkrankungen, z. B. Gelbfieber, Dengue-Fieber, Masern
  - Meningokokkensepsis

**Rekurrierendes Fieber**
- Mehrere Tage dauerndes Fieber im Wechsel mit 2–14-tägigen fieberfreien Intervallen
- Beispiele:
  - Malaria
  - Rückfallfieber

**Undulierendes Fieber**
- Wellenförmiger Fieberverlauf
- Jede Welle kann sich über mehrere Tage hinziehen
- Beispiele:
  - Brucellosen
  - Morbus Hodgkin
  - Tumoren

**Intermittierendes Fieber**
- Regelmäßige Temperaturschwankungen von über 1,5 °C im Tagesverlauf
- Beispiele:
  - Pleuritis
  - Sepsis

**Remittierendes Fieber**
- Regelmäßige Temperaturschwankungen unter 1,5 °C im Tagesverlauf
- Temperatur insgesamt dauerhaft erhöht
- Beispiele:
  - Tuberkulose
  - Akutes rheumatisches Fieber
  - Sepsis

# Hygieneplan



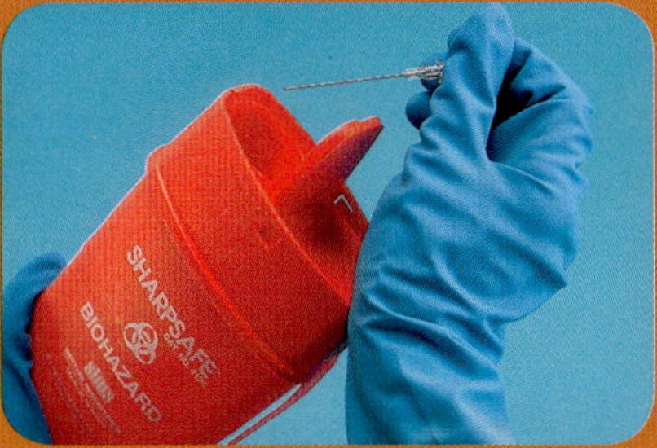


**Abb. Z1** Auch die sachgerechte Entsorgung ist Teil des Hygieneplans. [E366]

## Merke

- Die Leitlinien für Krankenhaushygiene und Infektionsprävention des RKI schreiben die Erstellung von Hygieneplänen vor, die nach § 36 IfSG als Verfahrensweisen zur Infektionshygiene anzusehen sind.
- Diese Leitlinien werden gemäß §23 IfSG von der „Kommission für Krankenhaushygiene und Infektionsprävention (KRINKO)" vom RKI herausgegeben. Sie gelten auch für Praxen.
- Eine umfangreiche Sammlung von den heute zu beachtenden hygienischen Regeln sind angepasst für Heilpraktikerpraxen im Handbuch des Bundes Deutscher Heilpraktiker (BDH) zusammengefasst.
- Zu beachten ist zudem – insbesondere, wenn Angestellte in der Praxis tätig sind – die Technische Regel für biologische Arbeitsstoffe, die „TRBA 250 Biologische Arbeitsstoffe im Gesundheitswesen und in der Wohlfahrtspflege". Sie wird herausgegeben von der „Berufsgenossenschaft für Gesundheitsdienst und Wohlfahrtspflege".

## Achtung

- Für jede Praxis muss ein Hygieneplan erstellt werden.
- Hygieneverordnung ist Ländersache. Erkundigen Sie sich deshalb nach der in Ihrem Bundesland aktuellen gültigen Hygieneverordnung.
- Es gelten noch weitere Hygienevorschriften, wenn Sie Personal beschäftigen. Diese erhalten Sie bei der zuständigen Berufsgenossenschaft für Gesundheit und Wohlfahrtspflege.

Info

**Infektionshygienische Überwachung**

- Nach § 36 IfSG sollten z. B. Gemeinschaftseinrichtungen, Tageskliniken und vergleichbare Behandlungseinrichtungen in einem Hygieneplan innerbetriebliche Verfahrensweisen zur Infektionshygiene festlegen.
- Praxen, in denen invasive Eingriffe und sonstige Tätigkeiten vorgenommen werden, bei denen durch Blut Krankheitserreger übertragen werden können, werden vom Gesundheitsamt infektionshygienisch überwacht.

**Inhalte des Hygieneplans**

- Ausgestaltung hygienegerechter Praxisräume
- Hygienegerechte Arbeitsweise zum Schutz der Patienten, des Praxisinhabers und aller Angestellten betrifft u. a.:
  - Händedesinfektion
  - Flächendesinfektion
  - Vorgehen bei invasiven Eingriffen
  - Aufbereitung inkl. Sterilisation von Medizinprodukten
  - Sachgerechte Abfallentsorgung

**Tipps zur Umsetzung**

- Alle Praxistätigkeiten, die hygienetechnisch relevant sind, sollten im Hygieneplan genauestens beschrieben werden.
- Alle Mitarbeiter der Praxis (auch Reinigungs- und Büropersonal) sollten regelmäßig bzgl. der Infektionshygiene geschult werden.
- Alle Maßnahmen (z. B. Schulungen, Sterilisationsvorgänge, Reinigung, Flächendesinfektion) sollten dokumentiert werden.
- Der Hygieneplan muss regelmäßig auf Aktualität überprüft und ggf. angepasst werden.
- Der Hygieneplan muss an die individuellen Gegebenheiten der Praxis (Räume, Tätigkeiten, Personal) angepasst erstellt werden.
- Der Hygieneplan sollte Teil des Qualitätsmanagements der Praxis sein und sich im Praxishandbuch wiederfinden (› Karte Q3).

# Desinfektion



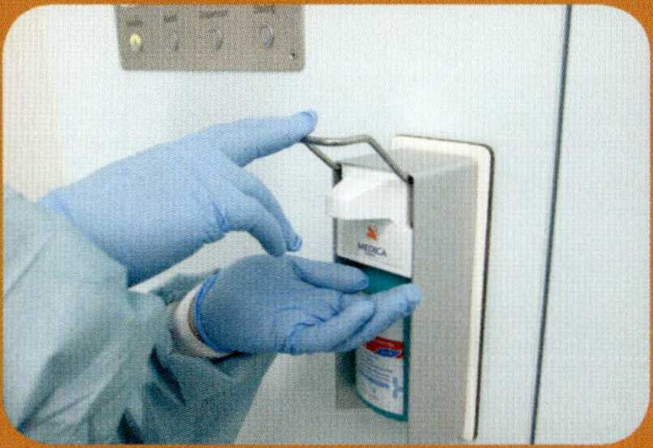

**Abb. Z2** Die Einwirkdauer von Desinfektionsmitteln muss eingehalten werden. [J787]

**Merke**

- Desinfektion ist die gezielte, aber nicht vollständige Abtötung pathogener Keime auf Haut, Flächen und Geräten. Sie dient der **Keimreduktion.**
- Desinfektionsmaßnahmen reduzieren Keime in etwa um den Faktor $10^5$.
- Desinfektionsmittel mit nachgewiesener Wirksamkeit sind u. a. in der Roten Liste aufgeführt.

**Achtung**

- Ziel ist es, unter den gegebenen Umständen keine Schäden zu verursachen.
- Rechenbeispiele zum Ansetzen bestimmter Konzentrationen und Mengen für Amtsarztüberprüfungen üben.

Beispiel: Wie viel Desinfektionsmittel müssen Sie mit wie viel Wasser verdünnen, um 5 l einer 2-prozentigen Gebrauchslösung zu erhalten?

Info

**Desinfektionsverfahren**
- Physikalisch:
  - Hitze
  - Filtersysteme
  - Strahlen
- Chemisch:
  - Alkohole
  - Aldehyde (z. B. Formaldehyd)
  - Phenole
  - Halogene (z. B. Chlor)
  - Oxidationsmittel (z. B. Ozon)

**Was muss in einer Praxis desinfiziert werden?**
- Hände des Behandlers
- Haut der Patienten
- Oberflächen, z. B. Regale, Tisch, Behandlungsliege
- Böden
- Medizinprodukte, z. B. Schröpfgläser, Baunscheidtköpfe

**Einwirkzeiten**
- Alkohole: Sekunden
- Aldehyde: Stunden

**Tipps zur Umsetzung**
- Immer Herstellerangaben in Bezug auf Wirkspektrum, Menge und Einwirkdauer des Desinfektionsmittels beachten.
- Während der gesamten Einwirkzeit muss das zu desinfizierende Material immer mit dem Desinfektionsmittel feucht benetzt sein.
- Eiweißfehler vermeiden: Blut, Stuhl und Urin beeinträchtigen die Wirkung diverser chemischer Desinfektionsmittel. Mit diesen Substanzen verunreinigte Materialien erst desinfizieren, dann reinigen und anschließend ein zweites Mal desinfizieren.
- Keine Reinigungsmittel zusetzen, weil diese die Wirkung der Desinfektionsmittel aufheben. Deshalb erst desinfizieren, dann reinigen.

# Sterilisation



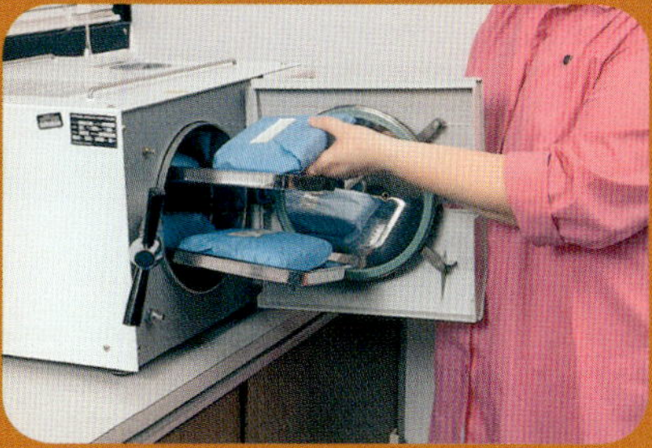

**Abb. Z3** Instrumente können im Autoklav sterilisiert werden. [E501]

**Merke**

- Sterilisation ist die **vollständige Abtötung** sämtlicher an und in einem Objekt vorhandener Mikroorganismen und ihrer Sporen.
- Zur Anwendung kommen verschiedene physikalische und chemisch physikalische Methoden.
- Schröpfmassagegläser, die auf intakter Haut angewandt wurden, gelten als unkritisches Medizinprodukt und müssen nicht sterilisiert, sondern nur gereinigt und desinfiziert werden.

**Achtung**

- Für eine wirksame Sterilisation muss das Sterilisationsgut sauber und trocken sein, die Sterilisierkammer nicht überfüllen.
- Jede Sterilisation sollte dokumentiert werden. Dabei sollte das Sterilgut eindeutig gekennzeichnet werden, um dadurch dessen Sterilität nachzuweisen.
- Laut RKI ist die Heißluftsterilisation nur noch eingeschränkt unter Auflagen empfehlenswert. Für Medizinprokute mit Blutkontakt (nach blutigem Schröpfen, Baunscheidtieren) die Dampfdrucksterilisation verwenden.

Info

**Sterilisationsverfahren**

- Heißluftsterilisation (trockene Hitze)
- Dampfdrucksterilisation (feuchte Hitze)
- Energiereiche bzw. ionisierende Strahlen
- Chemische Sterilisation:
  - Ethylenoxidgas
  - Formaldehydgas
  - Plasmasterilisation

**Heißluftsterilisation**

- Geeignet für Instrumente aus Glas, Metall, Porzellan
- Trockenschrank mit Temperatur von 180 °C
- Dauer abhängig vom Gerät ca. 1–2 Stunden (Vorwärmzeit beachten)

**Dampfdrucksterilisation im Autoklav**

- Geeignet für Instrumente aus Glas, Metall, Textilien, Gummi, Verbandsstoffe, thermostabile Kunststoffe
- 121 °C bei 2 bar mindestens 20 Min.
- 134 °C bei 3 bar mindestens 5 Min.

**Ablauf: Desinfizieren – Reinigen – Sterilisieren**

- Sterilgut zunächst ausreichend lange in Desinfektionslösung legen (Gebrauchsanweisung der Desinfektionslösung beachten).
- Sichtbar kontaminierte Gegenstände mit Desinfektionsmittel kräftig abreiben.
- Hohlkörper müssen mit Desinfektionsmittel vollständig gefüllt sein.
- Anschließend Sterilgut mit Wasser und evtl. Reinigungsmitteln reinigen.
- Sterilisation im Sterilisator gemäß Gebrauchsanleitung durchführen.

## Händehygiene



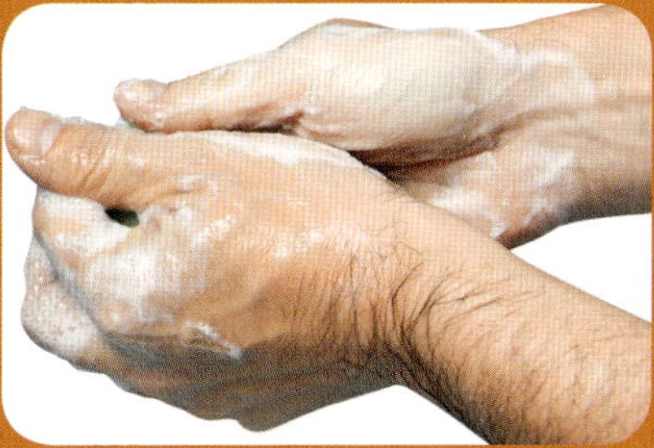

**Abb. Z4** Die Hände des Personals sind Hauptquelle nosokomialer Infektionen. [J787]

### Merke

- Wichtigste Maßnahme zur Vermeidung von Übertragung ansteckender Krankheiten
- Unterschieden werden:
  - Händewaschung
  - Händedesinfektion (hygienisch bzw. chirurgisch)
  - Handpflege
- Hygienische Händedesinfektion: erst desinfizieren, dann waschen
- Chirurgische Händedesinfektion: erst waschen, dann desinfizieren

### Achtung

- Das Tragen von Handschuhen ist immer dann erforderlich, wenn der Kontakt mit Blut, Sekreten und Ausscheidungen wahrscheinlich ist, d. h. auch bei Blutentnahmen und allen Injektionen.
- Vor Pausen und nach Dienstschluss Handpflege mit einem geeigneten Handpflegemittel aus der Tube nicht vergessen.

Info

### Händewaschung

- Bei sichtbarer Verschmutzung
- Nach dem Toilettenbesuch
- Nach dem Naseputzen
- Nach dem Essen

### Hygienische Händedesinfektion

- Die auf die Haut gelangten Keime (transiente Flora) sollen entfernt werden. Dies verhindert die Keimübertragung.
- Nach Kontakt mit Patienten, von denen Infektionen ausgehen können
- Nach Kontakt mit Blut, Sekreten, Ausscheidungen
- Vor dem Anziehen und nach dem Ausziehen von sterilen oder unsterilen Handschuhen, z. B. bei Injektionen
- Nach Kontakt mit kontaminierten Gegenständen oder Oberflächen
- Vor Kontakt mit immunsuppressiven Patienten
- **Durchführung:**
  - Bei starker Verunreinigung unter klarem Wasser **ohne** Seife abspülen
  - Circa 3 ml Händedesinfektionsmittel für ca. 30 Sekunden in die Hände einreiben
  - Alle schwer zugänglichen Stellen wie Fingerzwischenräume, Nagelfalze etc. besonders beachten

### Chirurgische Händedesinfektion

- Neben der Entfernung der transienten Flora sollen auch die physiologischen Haftkeime (residente Flora) reduziert werden.
- Vor Operationen, Punktionen
- **Durchführung:**
  - Fingernägel und Nagelfalze mit steriler Bürste reinigen.
  - Hände bis einschließlich Ellenbogen mindestens 1 Min. mit Seife waschen.
  - Mit Wasser abspülen und gut abtrocknen.
  - Hände bis einschließlich Ellenbogen mit Desinfektionsmittel einreiben und 5 Min. feucht halten (Herstellerangaben für Einwirkzeit beachten).
  - Alkohol verdunsten lassen und nicht abtrocknen.

**Covid-19 Erkrankung**
Infektion mit Coronavirus Sars-CoV-2



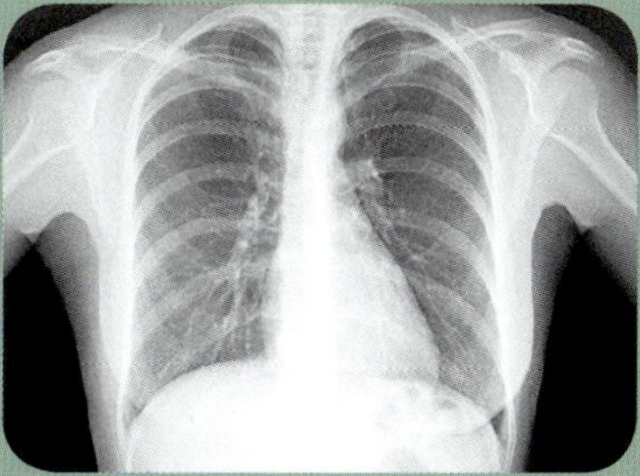

**Abb. α1** Befund Lunge nach Covid-19-Infektion. [J748]

## Definition

Erkrankung durch Infektion mit Sars-CoV-2, einem Virus aus der Familie der Coronaviren. Das seit Ende 2019 bekannte Virus breitete sich seitdem in pandemischer Weise in der Welt aus. Inzwischen gibt es eine Vielzahl von Varianten des ursprünglichen Wildtyps. Die Covid-19-Erkrankung äußert sich in vielen Fällen asymptomatisch oder als milde Erkältungskrankheit. Im Vordergrund stehen Atemwegsbeschwerden, insbesondere Husten, ein starkes Schwächegefühl und als Besonderheit Geruchs- und Geschmacksbeeinträchtigungen.

## IfSG

- § 6: Meldepflicht bei Verdacht, Erkrankung und Tod
- § 7(1): Erregernennung, nichtnamentliche Meldung durch Labore
- § 8: Meldepflicht für Ärzte und Heilpraktiker
- § 24: Behandlungsverbot für Heilpraktiker, Anwendung von In-vitro-Diagnostika auch für „Personen unabhängig ihrer beruflichen Qualifikation" gestattet

## Erreger/Immunität

- Erreger: Severe-Acute-Respiratory-Syndrome-Coronavirus 2 (SARS-CoV-2)
- Err.-typ: RNA-Virus
- Err.-res: Mensch, aber auch andere Säugetiere
- Nachweis: PCR-Test u. AG-Schnelltest im Abstrich, AK-Test im Blut
- ÜW: Aerosole, Tröpfcheninfektion
- IZ: Ⓣ 4–6 Tage je nach Virusvariante (Omikron 3 Tage)
- Immunität: Bildung neutralisierender Antikörper ab Ende der 2. Woche nach Symptombeginn. Mehrfache Infektionen möglich.
- Impfung: mehrere Impfstoffe unterschiedlicher Typen vorhanden

## Covid-19 Erkrankung

Infektion mit Coronavirus Sars-CoV-2

Ergänzungen zu COVID-19 **α1**

### Symptome

- Husten
- Fieber
- Schnupfen
- Geruchs- u. Geschmacksbeeinträchtigungen
- Halsschmerzen
- Kopfschmerzen, Schwäche
- Übelkeit, Erbrechen, Durchfall
- Atemnot

### Komplikationen

- Pneumonie, beatmungspflichtiges ARDS (Acute Respiratory Distress Syndrome)
- Durchblutungsstörungen, Embolien, Herzmuskelentzündung
- Neuropsychiatrische Erkrankungen, Enzephalopathie, Schlaganfall, Guillain-Barré- u. Miller-Fisher-Syndrom
- gastrointestinale Symptome, Leberfunktionsstörungen, akutes Nierenversagen
- Long-COVID- und Post-COVID-Erkrankung: CFS (chronic fatigue syndrome), neurologische Beschwerden, Konzentrationsstörungen, „Kopfnebel", Verwirrtheit
- PIMS (Paediatric Inflammatory Multisystem Syndrome) bei Kindern (sehr selten)

### Therapie/Maßnahmen

- In der Regel symptomatische Behandlung
- Bei schweren Verläufen Sauerstoffgabe, ggf. Beatmung, ggf. Glukokortikoide
- Antibiotika bei Sekundärinfektionen
- Monoklonaler Antikörper (Sotrovimab), Protease-Inhibitoren (Nirmatrelvir in Kombination mit Ritonavir), RNA-Polymerase-Inhibitoren: Remdesivir, Molnupiravir
- Prophylaxe: Impfung (siehe › Karte α2), v. a. für Risikogruppen (Ältere, Menschen mit Vorerkrankungen, vulnerable Berufsgruppen)

### Lernhinweise

- Durch das Virus bzw. die Immunreaktionen entstehen Schäden an Blutgefäßen, die zu einer Vielzahl von systemischen Komplikationen führen können. Betroffen sind vor allem Herz, Nieren, Leber und Magen-Darmtrakt vor allem bei älteren Patienten mit Vorerkrankungen.
- Mit Long-Covid werden Symptome über einen Zeitraum von 4 Wochen nach Infektion, mit Post-COVID Beschwerden mehr als 3 Monate nach Infektion bezeichnet. Die Zahl von Long-/Post-Covid-Verläufen ist derzeit noch nicht einzuschätzen. Es entstehen zunehmend Reha-Angebote.

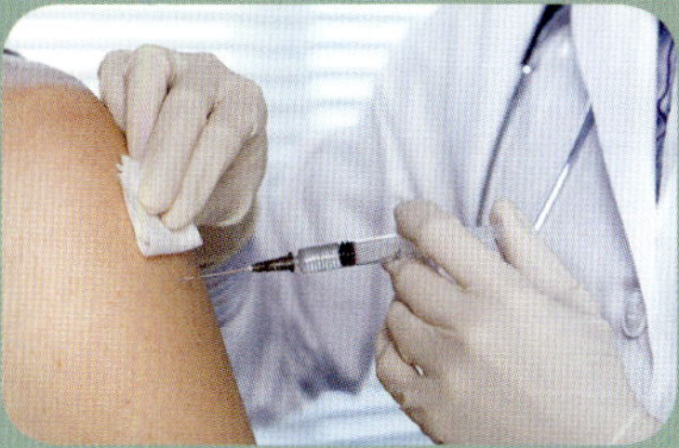

**Abb. α2** Impfung in den Oberarm. [J748]

## Definition

Impfungen dienen zum Schutz vor Infektionskrankheiten. Sie gibt es als passive und aktive Immunisierungen.
Bei der **aktiven Immunisierung** wird der Körper über verschiedene Wege angeregt, spezifische Antikörper und T-Zellen gegen einen Erreger zu bilden, sodass eine Infektion mit diesem nicht mehr stattfindet oder mit milderer Symptomatik verläuft. Es kommt im Idealfall zu einem jahrzehntelangen oder sogar lebenslangen Schutz. Bei Auftreten von Virusvarianten (Influenza) sind regelmäßige Impfungen notwendig.
Zusätzlich gibt es bei einigen Erregern die Möglichkeit zur **passiven Immunisierung.** Hierbei werden die Antikörper direkt gespritzt. Vorteil ist, dass unmittelbar nach der Impfung die Antikörper eingedrungene Erreger bekämpfen können. Eine aktive Immunisierung des Geimpften findet nicht statt, die Wirkung ist daher nur kurzfristig.

## IfSG

- § 20: Die ständige Impfkommission STIKO am Robert-Koch-Institut veröffentlicht Impfempfehlungen. Siehe › Karte Y1.
- Für die Impfung gegen SARS-CoV-2 werden spezielle Impfziele formuliert, wie Reduktion schwerer oder tödlicher Verläufe, Verhinderung der Übertragung, Schutz von Personen mit besonders hohem Risiko für schwere/tödliche Verläufe, Schutz von Personen mit hohem Infektionsrisiko, Aufrechterhaltung zentraler staatlicher Funktionen, kritischen Infrastrukturen, zentralen Bereichen der Daseinsvorsorge und des öffentlichen Lebens.
- § 20(8): Personen, die in Schulen, Kitas, Kinderheimen, Asylbewerberunterkünften etc. untergebracht oder dort tätig sind, müssen eine Immunität oder eine Impfung gegen Masern nachweisen. Dies gilt auch für alle Personen in allen medizinischen Einrichtungen wie Krankenhäusern, Arzt-, Heilpraktiker-, Physiotherapiepraxen.

## Klassische Impfstoffe

- **Lebendimpfstoffe** sind abgeschwächte Erreger. Sie können sich im Körper noch eine Zeit lang vermehren, aber keine Krankheit mehr auslösen. Beispiele sind Masern-Mumps-Röteln- und Varizellen-Zoster-Impfstoffe. Einziger bakterieller Lebendimpfstoff in D ist der orale Typhus-Impfstoff.
- **Totimpfstoffe** (Toxoid-Impfstoffe) sind inaktivierte Erregerteile, Antigene oder Toxin-ähnliche Substanzen. Beispiele sind Hep-A- u. B-, FSME-, Polio-, Influenza-, Tetanus-, Diphtherie- oder HPV-Impfstoffe.

## Neue genbasierte Impfstoffe

- Bei **mRNA-Impfstoffen** wird m(essenger)-RNA injiziert. Diese führt in Zellen zur Bildung der Proteinpartikel, welche dann eine Immunantwort in Form von spezifischen T-Zellen und spezifischen Antikörpern auslösen. Die in Lipid-Nanopartikel eingepackte mRNA wird in kürzester Zeit wieder abgebaut. Bisher gibt es mRNA-Impfstoffe nur gegen SARS-CoV-2. Die erzeugte Immunantwort schützt zumindest vor schweren Verläufen und Todesfällen, Ansteckung ist aber auch bei geimpften Menschen möglich.
- Bei **Vektorimpfstoffen** wird DNA, die ebenso für virale Proteine kodiert, mittels eines zweiten viralen Vektoren in den Körper gebracht. Als Vektoren dienen häufig Adenoviren, welche so modifiziert sind, dass sie selbst nicht krank machen können. Die Zellen werden wie bei den mRNA-Impfstoffen angeregt, das Antigen-Protein selbst zu produzieren, was wiederum die entsprechende Immunantwort auslöst. Vektorimpfstoffe gab es vor den SARS-CoV-2-Impfstoffen z. B. schon gegen Ebola.

# Änderungen IfSG im Zuge COVID-19 1

IfSG-Änderungen im Zuge von COVID-19



## Thema

Die für Heilpraktiker relevanten Änderungen des Infektionsschutzgesetzes im Rahmen der Gesetzgebung zu SARS-CoV-2.

## Zusammenfassung

Im Zuge der SARS-CoV-2-Epidemie wurden mehrere Gesetze zum Schutz der Bevölkerung bei einer epidemischen Lage von nationaler Tragweite vom Bundestag beschlossen. In diesen waren meist auch Änderungen des Infektionsschutzgesetzes enthalten. Diese legten immer dezidierter die Möglichkeit zur Ermächtigung des Gesetzgebers, bestimmte Maßnahmen zu treffen, fest bzw. haben diese dann im Zuge der zunehmenden Impfrate und Rate von durchgemachten Infektionen wieder zurückgenommen. Zum Zeitpunkt des Redaktionsschlusses dieses Lernkartensets war nicht absehbar, ob und wann weitere Änderungen des Infektionsschutzgesetzes beschlossen werden. Dies ist vor allem davon abhängig, wie sich die Inzidenzen entwickeln und ob und welche Arten von Virusvarianten sich ausbreiten. Ein Prüfling sollte sich vor seiner Prüfung mit den dann aktuellen Regelungen im IfSG beschäftigen. Wobei das Gesetz teilweise sehr genaue Ausführungen zu den Einzelheiten enthält, die für den Heilpraktiker in der Regel nicht grundlegend sind. Ein Überblick über diese Regelungen finden sich auf der nächsten Lernkarte.

## Merke

- Heilpraktiker müssen den Verdacht, die Erkrankung an sowie den Tod infolge einer COVID-19-Infektion melden. Sie dürfen an COVID-19 Erkrankte nicht behandeln.
- In Heilpraktikerpraxen müssen die dort arbeitenden Personen geimpft sein oder einen Immunitätsnachweis vorlegen (Stand 10/2022). Diese Regelung lief zum Jahresende 2022 aus, kann aber ggf. verlängert oder wieder neu eingeführt werden.

# Änderungen IfSG im Zuge COVID-19 1

IfSG-Änderungen im Zuge von COVID-19



## Gesetzestexte

**§§ 6, 7**

- In § 6(1) wurde aufgenommen: „Coronavirus-Krankheit-2019 (COVID-19)". Damit gibt es für Heilpraktiker eine namentliche Meldepflicht im Falle von Verdacht, Erkrankung und Tod.
- In § 7(1) wurden die Erreger SARS-CoV und SARS-CoV-2, aber auch MERS-CoV aufgenommen. Wie für die anderen dort genannten Erreger bedeutet dies eine Meldepflicht für die nachweisenden Labore. Aber auch das Behandlungsverbot für Heilpraktiker. Dies ist aufgrund § 6 sowieso für COVID-19 gegeben, aber gilt damit auch für eine Erkrankung mit dem Erreger MERS-CoV.

**§§ 20a und b**

- Alle Personen, die in medizinischen Einrichtungen und Praxen arbeiten, dazu gehören auch HP-Praxen, müssen einen Impf- oder Genesenennachweis gegen COVID-19 vorlegen (Stand 10/2022). Diese Regelung lief zum Jahresende 2022 aus, kann aber ggf. verlängert oder wieder neu eingeführt werden.
- Dies gilt nicht für Personen, die aus medizinischen Gründen nicht gegen COVID-19 geimpft werden können.
- Schutzimpfungen dürfen gegen SARS-CoV-2 auch von Zahn-, Tierärzten und Apothekern durchgeführt werden. Auch hier sind wiederum Heilpraktiker nicht genannt.

**§ 24**

- Patientennahe Schnelltests auf HIV, HCV, SARS-CoV-2 und Treponema pallidum dürfen auch nicht medizinisch vorgebildete Menschen durchführen. Ob dies auch innerhalb von Heilpraktikerpraxen erlaubt ist, darf derzeit als noch nicht juristisch geklärt angesehen werden.

# Änderungen IfSG im Zuge COVID-19 2

IfSG-Änderungen im Zuge von COVID-19



## Thema

Die für Heilpraktiker nicht unmittelbar relevanten Änderungen des Infektionsschutzgesetzes im Rahmen der Gesetzgebung zu SARS-CoV-2.

## Zusammenfassung

Auf dieser Karte wird ein Überblick über die wichtigsten Änderungen im IfSG gegeben, die für den Heilpraktiker von untergeordneter Bedeutung sind, aufgrund der Aktualität aber in dieses Set mit aufgenommen werden sollten. Aber insbesondere bei diesen Paragrafen ist es möglich, dass sie im weiteren Verlauf der SARS-CoV-2-Pandemie kurzfristig noch mehrfach geändert werden. Insbesondere, falls neue und als gefährlicher beurteilte Varianten auftauchen.

## Merke

- Der Begriff der „Epidemischen Lage von nationaler Tragweite" wurde eingeführt.
- Eine solche wird durch den Bundestag festgestellt und aufgehoben.
- Diverse Maßnahmen sind im Rahmen dieser Lage bundesweit möglich per Ermächtigung zu beschließen.
- Einige der Maßnahmen dürfen auch nach Beendigung noch weiter durch die Länder beschlossen werden, bis auch dies nicht mehr erlaubt sein wird.

## Änderungen IfSG im Zuge COVID-19 2

IfSG-Änderungen im Zuge von COVID-19



### §§ 5, 5a, 5b „Epidemische Lage von nationaler Tragweite"

- Der bisher eher untergeordnete § 5 wurde vollkommen neu gefasst und um die Teile § 5a und § 5b erweitert.
- In diesen wurde der Begriff der „Epidemischen Lage von nationaler Tragweite" erstmals formuliert. Eine solche Lage wird vom Bundestag festgestellt und wieder aufgehoben.
- Im Rahmen einer solchen Lage wird das Bundesgesundheitsministerium ermächtigt, diverse Maßnahmen zu beschließen bzw. wieder aufzuheben. Dazu gehören die Sicherstellung von Medikamenten, Impfstoffen, Medizinprodukten, Hilfsmitteln, Schutzausrüstung u. v. m. Es kann durch diese Maßnahmen auch zu einer Einschränkung des Grundrechts auf körperliche Unversehrtheit kommen.
- Auch ist hier die Evaluationspflicht zu den beschlossenen Maßnahmen formuliert.
- Auch darf im Rahmen dieser Lage die Ausübung der Heilkunde Altenpflegern, Krankenpflegern, Notfallsanitätern und Pflegekräften gestattet werden (nicht aber Heilpraktikern).

### § 28

- Besondere Schutzmaßnahmen zur Verhinderung der Verbreitung der Coronaviruskrankheit 2019. Dazu gehören solche Maßnahmen wie Abstandsgebot im öffentlichen Raum, Maskenpflicht, Impf- oder Genesenennachweis für bestimmte Räume, Veranstaltungsverbote, Verbot von Alkoholabgabe oder -konsum auf öffentlichen Plätzen, Reiseeinschränkungen, Schließung von Gemeinschaftseinrichtungen, Hochschulen etc. bis hin zu Ausgangsbeschränkungen.
- Diese Maßnahmen können auch nach Feststellung des Endes einer epidemischen Lage von nationaler Tragweite von einzelnen Bundesländern umgesetzt werden. Diese dürfen aber einige Maßnahmen nicht beschließen wie z. B. Ausgangsbeschränkungen, Schließung von Sportstätten, Betrieben und Gemeinschaftseinrichtungen, Einschränkungen der Versammlungsfreiheit, Reisebeschränkungen.